急性鼻副鼻腔炎に対するネブライザー療法の手引き

2016年版

日本耳鼻咽喉科感染症・エアロゾル学会──●編

金原出版株式会社

執筆者一覧

急性鼻副鼻腔炎に対するネブライザー療法の手引き作成委員会

委員長	黒野祐一	鹿児島大学大学院医歯学総合研究科耳鼻咽喉科・頭頸部外科
副委員長	大木幹文	北里大学メディカルセンター耳鼻咽喉科
委員（順不同）	大越俊夫	東邦大学
	鈴木賢二	医療法人尚徳会ヨナハ総合病院
	鈴木元彦	名古屋市立大学大学院医学研究科耳鼻咽喉・頭頸部外科
	高野　頌	同志社大学治療システム研究センター
	竹内万彦	三重大学大学院医学系研究科耳鼻咽喉・頭頸部外科
	竹野幸夫	広島大学大学院医歯薬保健学研究院耳鼻咽喉科・頭頸部外科
	内藤健晴	藤田保健衛生大学医学部耳鼻咽喉科学
	春名眞一	獨協医科大学耳鼻咽喉・頭頸部外科
	兵　行義	川崎医科大学耳鼻咽喉科
	藤澤利行	ふじさわ耳鼻咽喉科
	山口宗太	東邦大学医療センター大橋病院耳鼻咽喉科
	吉山友二	北里大学薬学部臨床薬学研究・教育センター臨床薬学

編集　日本耳鼻咽喉科感染症・エアロゾル学会

推薦　日本耳鼻咽喉科学会

利益相反　本手引きは日本耳鼻咽喉科感染症・エアロゾル学会の事業費によって作成された。日本耳鼻咽喉科感染症・エアロゾル学会は特定の団体，企業からの支援を受けているものではなく，本手引きの作成に製薬会社などの企業の資金は用いられていない。

序

2013年8月に日本耳鼻咽喉科感染症研究会と日本医用エアロゾル研究会が合併し，新たに“日本耳鼻咽喉科感染症・エアロゾル学会”が発足するに当たり，耳鼻咽喉科の日常診療において極めて重要な治療法の一つである，鼻副鼻腔炎に対するネブライザー療法の運用指針となりうる手引き書作成の発議がなされ，日本医用エアロゾル研究会のメンバーを中心として，とくに急性鼻副鼻腔炎にフォーカスした「急性鼻副鼻腔炎に対するネブライザー療法の手引き」作成委員会が組織されました。

ここに発刊された「急性鼻副鼻腔炎に対するネブライザー療法の手引き」は，作成委員各位が足掛け2年以上の歳月をかけて作りあげた，急性鼻副鼻腔炎に対するネブライザー療法の日常臨床に即した手引き書であり，日本耳鼻咽喉科感染症・エアロゾル学会が自信を持って世に送り出すものであります。多くの耳鼻咽喉科医をはじめとして，本療法を活用する医師の手引きとなることを期待しております。

また，ここに日本耳鼻咽喉科感染症・エアロゾル学会を代表して，本手引書完成にあたり，多大の御熱意と御努力を賜った作成委員各位に，敬意を表すとともに深謝申し上げます。

2016年5月

日本耳鼻咽喉科感染症・エアロゾル学会
理事長　鈴木 賢二

作成にあたって

ネブライザー療法は耳鼻咽喉科治療に欠かせぬ重要な局所療法であり，本邦では多くの医療機関や診療所で広く行われている。しかし，その実施方法や使用する薬剤，そして消毒や管理方法をエビデンスに基づき具体的に記したガイドラインや手引きなどが作成されていないため，学術雑誌や学会等で得た情報を頼りに，それぞれの医師が独自の方法で実践しているのが実情と思われる。

そうした現状を鑑み，日本医用エアロゾル研究会においてネブライザー療法のガイドラインを作成することが決議され，2012年9月7日の第36回日本医用エアロゾル研究会開催時に第1回ガイドライン作成委員会が開催された。その議論のなかで，ネブライザー療法すべてを網羅しようとすると教科書的な内容になること，十分なエビデンスがないことなどが指摘され，疾患を急性鼻副鼻腔炎に限定し，ガイドラインではなく手引きとすることが決定された。

また，この手引きを医師そして本療法に携わる看護師などのスタッフにも活用してもらうため，各章を，要旨，キーワード，本文，ワンポイントアドバイスで構成し，随所にイラストや図を挿入して，わかりやすく解説するように工夫した。さらに，末尾には，よくある質問として18項目のFrequently Asked Questions（FAQ）を掲載し，教科書にはあまり記されていないが，たびたび問題となる種々のトラブルへの具体的な対応を記した。

本書は当初，故石川哮先生らが編集され，1993年（平成5年）に発刊された「ネブライザー療法—上気道領域における諸問題—」の改訂版とすることも議論された。しかし，ネブライザー療法の正しい使用法を示し，本療法のさらなる普及を目指すため，より実践的な内容にすることとした。今後，本書がネブライザー療法の有用性を示唆するエビデンス構築の礎となり，本療法が上気道疾患の治療において盤石の地位を得るための一助となることを願っている。

最後に，本手引きの作成に携わっていただいた作成委員会の各委員，本企画にご理解と多大なご支援を頂いた日本耳鼻咽喉科感染症・エアロゾル学会の鈴木理事長をはじめ理事・役員各位，そして，ネブライザー療法の発展に貢献されてきた日本医用エアロゾル研究会の運営委員各位に心より感謝申し上げます。

平成28年5月

急性鼻副鼻腔炎に対するネブライザー療法の手引き作成委員会
委員長　黒野 祐一

目　次

第1章

序論

1 目的と対象

急性鼻副鼻腔炎は日常診療において発症頻度の高い上気道感染症であることから，日本鼻科学会では『急性鼻副鼻腔炎診療ガイドライン2010年版[1]』が作成された。その中で，ネブライザー療法は「中鼻道の開大後にネブライザー薬液が副鼻腔に到達し，炎症の改善が期待される」と，その効果が明記されている。しかし，その推奨グレードはC1（科学的根拠はないが，行うよう勧められる）であり，その評価は必ずしも高くない。そこで，日本耳鼻咽喉科感染症・エアロゾル学会は，急性鼻副鼻腔炎に対する本療法の正しい実践方法を示し，その治療効果を高めることを目的として本手引きを作成することとした。

したがって，本手引きの利用対象者は，急性鼻副鼻腔炎の治療に携わる耳鼻咽喉科医と医療スタッフとした。しかし，内科医や小児科医であっても本疾患を診療する医師にとって参考になるよう配慮した。

2 ネブライザー療法の歴史と概要

1 歴史

本邦で今日用いられているネブライザー療法は，第二次世界大戦後に紹介されたものである。米国コロンビア大学内科医Barach博士は，1945年にペニシリンエアロゾルの気管支炎，気管支拡張症，肺膿瘍に対する吸入療法を報告し，翌1946年には鼻副鼻腔炎に対するペニシリンエアロゾルの陰圧用圧療法を「蓄膿症にペニシリンの霧」として発表した[1)]。この方法は西端驥一博士により，1949年の第51回日本耳鼻咽喉科学会で「鼻炎および副鼻腔炎の化学療法」として日本で報告され，「ペニシリン酸素霧滴陰圧療法」と命名された。その後，副鼻腔炎に対するネブライザー療法は，1958年に保険適用となり全国的に普及した[2)]。

内服，座薬などが消化器系，注射が循環器系だとすれば，ネブライザー療法は呼吸器系を利用した投与法である。目的とする部位にすみやかに，かつ均等に到達し，注射や内服では得られない局所濃度水準をただちに達成させることができる。また，粒子であるので，屈曲部や陥凹部や血管の疎な部分へも有効量の薬剤を到達させることができる。また，全身に及ぼす影響が少ないので，副作用の頻度が低く比較的安全であるなどのメリットを備えた治療法である[3)]。

有効で安全なネブライザー療法を求めて，最適なエアロゾル粒子径，霧化量，副鼻腔への薬剤侵入量，粘膜吸収，専用薬剤，生体側の条件などに関して種々の研究がなされた。ネブライザー療法の重要性が認識され，1977年には医用エアロゾル研究会（2013年より日本耳鼻咽喉科感染症・エアロゾル学会となる）が発足した。耳鼻咽喉科ネブライザー療法の歴史は，鼻副鼻腔炎ネブライザー療法の歴史といっても過言ではない。

2 概要

適切なネブライザー療法を行うには様々な因子が関与する。まず，ネブライザーデバイスと生体側の条件に大別される。ネブライザーデバイスによるものとしては，エアロゾル化された薬剤を標的部位にいかに到達させるかが重要である。ネブライザー機種としては現在，ジェット式ネブライザーと超音波式ネブライザーが多く用いられている。エアロゾル粒子の沈着は粒子径により大きく左右され，鼻腔には10～15 μm，副鼻腔には7 μmを中央値とした3～10 μm程度の粒子がよい適応とされている，発生エアロゾルの粒子径，霧化量など，機器の大きさなどについて多くの改良がなされてきたが，副鼻腔への侵入に不可欠な圧変化付加などには改良の余地がある[4]。

薬剤に関しては抗菌薬，ステロイド薬をはじめ多種の薬剤が使用されている。当初ネブライザー専用抗菌薬はなく，アミノグリコシド系を中心に注射液が使用されていたが，1996年に初めてのネブライザー専用抗菌薬セフメノキシム塩酸塩（ベストロン®耳鼻科用）が開発された。

また，ネブライザー療法の効果を上げるための生体側の条件として，局所で吸着作用を促進させるために，薬剤と粘膜の接触が重要である。つまり，粘膜上の分泌物の除去である局所鼻処置，または副鼻腔自然口開大処置を行うなど，前処置を徹底させることが重要である。このため，2000年から副鼻腔自然口開大処置が保険適用となっている。つまり，急性鼻副鼻腔炎治療のよい適応となるのは，通気と排液がある程度可能である中・軽症の急性期である。

以上をまとめると，ネブライザー療法は気道各所に高濃度に薬剤を作用させることができ，呼吸器系疾患に苦痛なく，幼小児にも使用することができ，大いなる効果が期待できる治療法である。その有効性を向上させるために，前処置は必ず行い，分泌物を除去してからネブライザー療法を行うべきである。

第 2 章

総　論

1 ネブライザー療法の適応

要旨 ネブライザー療法は，上・下気道の呼吸器系疾患に対して頻用されている治療法である。本手引では，鼻副鼻腔疾患のなかでも急性鼻副鼻腔炎および慢性鼻副鼻腔炎急性増悪を対象疾患とする。
鼻茸や粘膜の腫脹で副鼻腔自然口が閉鎖している場合はその有効性が低下するので，鼻腔内を確認し適切な処置を行う。また，幼小児から行うことは可能であるが，できるだけ鼻処置を行うことが重要である。

キーワード 急性鼻副鼻腔炎，慢性鼻副鼻腔炎，副鼻腔自然口開大処置

鼻副鼻腔炎は大きく急性鼻副鼻腔炎と慢性鼻副鼻腔炎に分けられる。急性鼻副鼻腔炎は発症後1カ月以内に症状が消失するものをいい，感染が主因と考えられ，鼻汁は膿性であることが多く，頬部痛や発熱といった急性炎症症状を伴うものと定義されている。慢性鼻副鼻腔炎は，3カ月以上鼻閉，鼻漏，後鼻漏，咳嗽といった呼吸器症状が持続するものと定義されている。罹病期間が4週以上12週未満の場合，亜急性鼻副鼻腔炎と定義されることもある。急性鼻副鼻腔炎，慢性鼻副鼻腔炎ともにネブライザー療法の有効性に関する臨床報告は多くあり，両者ともネブライザー療法の適応疾患である[1~4]。

慢性鼻副鼻腔炎に再感染を起こすと慢性鼻副鼻腔炎急性増悪となるが，急性鼻副鼻腔炎を繰り返しているのか慢性鼻副鼻腔炎急性増悪なのかの判断は，臨床症状のみでは困難である。今回，「急性鼻副鼻腔炎のネブライザー療法の手引き」を作成するに当たり，実地医療ではそれが判断できないことも多いため，急性鼻副鼻腔炎，慢性鼻副鼻腔炎急性増悪の概念にこだわらず「急性炎症症状を伴っている場合」を本手引きの対象疾患とした。ただし，慢性鼻副鼻腔炎も急性鼻副鼻腔炎や慢性鼻副鼻腔炎急性増悪と極めて深い関連があるので，必要に応じて検討を行う。

副鼻腔炎には歯性上顎洞炎，副鼻腔真菌症など特殊型がある。歯性上顎洞炎，副鼻腔真菌症ともネブライザー療法の有効性を示した論文はない。鼻・副鼻腔X線検査や副鼻腔CT検査で精査し，適切に診断に至ることが重要である。

ネブライザー療法は幼小児に施行することも可能だが，できるだけ鼻処置を行い，ネブライザー療法中の監視および指導を行うことが重要である。使用する薬剤について年齢における制限はない。ただし，使用する抗菌薬にアレルギーのある患者では禁忌である。また，ショック発生時の救急処置ができる準備をしておくことは重要である。耐性菌の発生

を防ぐため治療期間に関しても注意すべきである。

●ワンポイントアドバイス●

鼻内所見，画像診断等で急性鼻副鼻腔炎を適切に診断し，巨大な鼻茸がある場合にはネブライザー療法よりも外科的治療を優先する。妊娠中や授乳中の患者は経口抗菌薬の処方をせず，代わりの治療として鼻処置，副鼻腔自然口開大処置，ネブライザー療法をこまめに行うことで急性鼻副鼻腔炎が改善する可能性があるので，治療方法の一つとして挙げる必要がある。

2 ネブライザーの原理

要旨 薬剤霧化特性は吸入デバイスと薬液物性に依存し，薬剤粒子の空気動力学径や薬剤霧化量は，薬剤の種類や濃度により変化する。また，鼻副鼻腔をターゲットとする薬剤の局所投与法では，薬剤粒子の空気動力学径，噴霧角度，ならびに吸入空気流量などの投与条件が薬物送達量を決める重要な因子となる。最適投与条件下において，副鼻腔領域への薬物送達度は3%程度と判断される。

キーワード 薬剤霧化特性，鼻副鼻腔局所投与，薬物送達度

1 吸入デバイスと薬液霧化特性

吸入デバイスの種類は多いが，ジェット式ネブライザー，超音波式ネブライザー，ならびにメッシュ式ネブライザーなどに大別される[1)]。いずれの吸入デバイスにおいても，薬剤の霧化メカニズムは噴霧薬液表面に形成される液柱のレーリー不安定性理論より説明でき，霧化特性としての薬剤霧化量や薬剤粒子の空気動力学径は実験的に明らかにされている。ここで，空気動力学径は，薬剤粒子の幾何学径を粒子密度で補正した値であり，幾何学径×(粒子密度)$^{1/2}$と定義される。

臨床適用においてとくに重要となる因子は，薬剤粒子の空気動力学径と薬剤霧化量である。すなわち，空気動力学径は薬物送達度を左右し，薬剤霧化量は投与時間に影響する。耳鼻科領域で適用される空気動力学径の平均値は，生理食塩水で3～15 μm程度であり，また，薬剤霧化量は0.18～0.26 mL/min程度と実測された。空気動力学径と霧化量は，超音波式やメッシュ式よりコンプレッサー式では大きな値となる。液剤の場合，空気動力学径と霧化量はともに，薬物濃度に強く依存して，薬液の密度，粘度，表面張力，水素イオン濃度，浸透圧，ならびに溶解度などの物理化学的基礎物性によって変化する。とくに，微量の界面活性剤添加による表面張力の霧化特性への影響は大きく，また生理食塩水と製剤とでは差異が認められるので注意を要する。

2 鼻副鼻腔への薬剤局所投与

鼻腔において，ネブライザーによりエアロゾル化された薬剤粒子は主として慣性力によって気道粘膜に沈着する[2)]。すなわち，無次元の粒子慣性パラメータ（＝粒子慣性力/粒

子抵抗力）が大きいほど，鼻腔への薬物送達度は高い。しかし，鼻甲介や中鼻道などの形状は複雑であり，かつ個体差があり，また，気道粘膜表面での気流の乱れによって，薬剤粒子の鼻腔内での局所沈着パターンおよび沈着率は，吸入空気量や吸入角度などの投与条件によって著しく変化する。とくに，比較的大きな薬剤粒子は鼻前庭にのみ沈着し，また逆に，小さな薬剤粒子は鼻腔では沈着せず下気道へ送達されるので，鼻腔には空気動力学径10～15 μm程度が適当と考えられる。鼻腔全体への薬物送達度は50～75％程度となる[1]。

一方，鼻内上顎洞篩骨洞開放術後の局所療法として，副鼻腔をターゲットとするネブライザー療法を効果的に実施するためには，鼻甲介および中鼻道自然口ルート付近の薬物濃度を高める必要がある。ここで，薬剤粒子径の空気動力学径が7 μmを中央値とした3～10 μmにおいて，上顎洞および篩骨洞への薬物送達度が高くなることが知られている[3]。また，自然吸気での薬剤投与の場合，放射線でラベル化された試料粒子での測定結果から，水平位置より噴霧角度45°の最適値での副鼻腔領域への薬物送達度は3.34％程度と測定された[4]。さらに，鼻副鼻腔モデルによる数値解析結果では，上顎洞および篩骨洞への薬物送達度は1.44～1.90％程度と求められた[4]。したがって，鼻副鼻腔形状の個体差を考慮しても，鼻副鼻腔をターゲットとする薬剤の局所投与法では，最適投与条件下において，副鼻腔領域への薬物送達度は3％程度と判断される[5]。

●ワンポイントアドバイス●

鼻腔での加湿条件や薬剤粒子の荷電条件が議論されるが，薬剤粒子の空気動力学径の増加や鼻副鼻腔内における薬物送達度にはほとんど影響しない。

3 ネブライザー療法に用いるデバイス

要旨　急性鼻副鼻腔炎の治療に有効なネブライザー機種は，鼻副鼻腔への移行のよいエアロゾル粒子を発生させることが重要である。現在臨床現場で使用されている機器にはジェット式と超音波式があるが，両者はこれらの基準を十分満たしている。また，ネブライザーユニットには薬液内蔵タイプと手持ちタイプがある。使用時の呼吸法としては鼻呼吸が一般的であるが，バルサルバ法や頻呼吸による圧負荷をかけると鼻副鼻腔への沈着率が増すとされている。

キーワード　ジェット式と超音波式，薬液内蔵タイプと手持ちタイプ

1　デバイスの種類

1）発生法による分類

ネブライザーの噴霧法は，ジェット式と超音波式に大きく分けることができる[1)]。ジェット式は圧縮ポンプにより高速の空気流を利用して，霧吹きの原理で細かな液滴を作り出すものである。超音波式は超音波振動子によって薬剤を破砕，液面から液滴を発生させ，ファンによる気流にのせて噴霧するものである[3)]。また近年，メッシュ式ネブライザー装置が開発され，超音波振動からメッシュを通して安定した粒子径を維持できるようになった。メッシュにより内径を規定する形式であり，超音波式以上に携帯化・小型化が可能となっている。

表1　ネブライザー機器による種類と特徴

	利点	欠点
ジェット式	耐久性に優れる 使用制限薬剤が少ない 比較的安価	騒音 比較的大型 交流電源が必要なものが多い
超音波式	大量噴霧が可能 静音 刺激が少ない	薬物の変性 少量の噴霧には不適 ステロイド懸濁液など吸入不可な薬剤もある
メッシュ式	静音 軽量小型 粒子が安定 携帯可能	耐久性未確認 選択できる機器が少ない

表2　鼻腔局所療法と薬剤粒子径

		原理	粒子径
定量噴霧器	液体式定量噴霧液	スプレーによる噴霧	30〜60 μm（薬液）
	ドライパウダー噴霧器	用手による噴霧	25〜60 μm
ネブライザー	ジェット式	吹き出し口にコンプレッサーを用いて圧縮空気を発生させ霧状にする	1〜20 μm
	超音波式	超音波振動を与え衝撃波により液体表面から圧力変化により霧状にする	1〜10 μm
	メッシュ式	ホーン振動子によりメッシュを振動させ微細穴から薬液を霧化する	5 μm（市販）

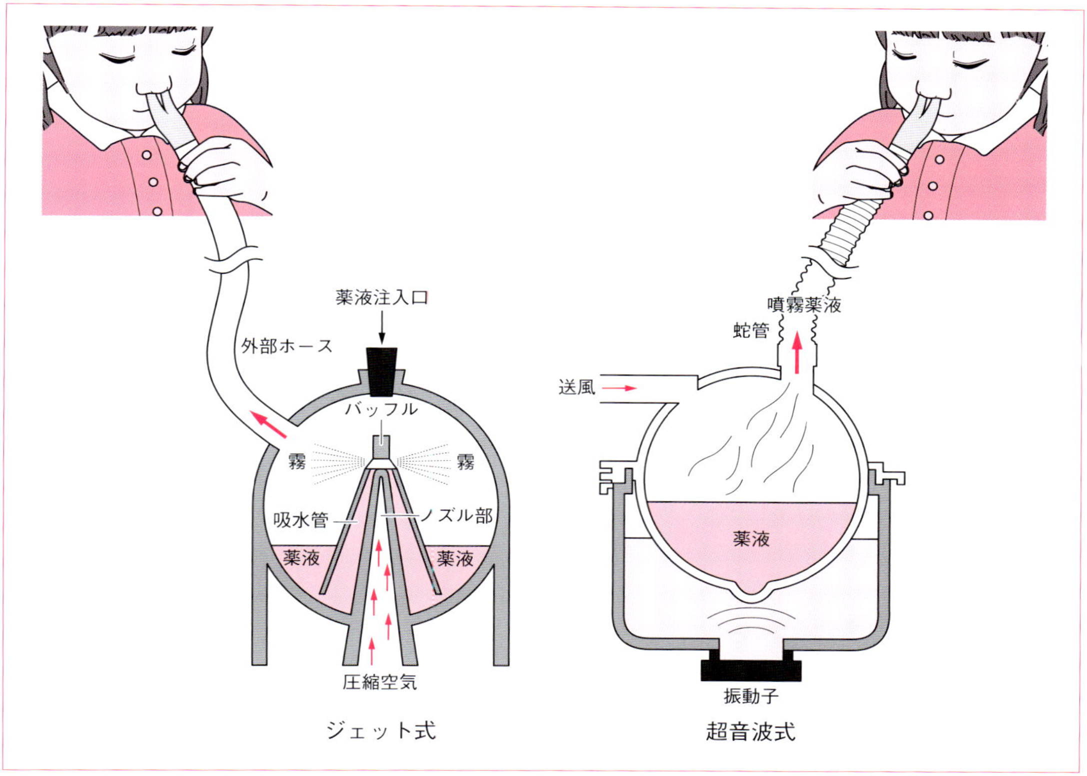

図1　発生装置

2）器械による分類

器械の大きさからみると，据え置き型と携帯型に分けることができる。日常臨床では据え置き型を用いていることが多い。据え置き型は，エアロゾル発生法においてジェット式がほとんどであり，エアロゾル発生装置が機械内に内蔵されている薬液内蔵タイプと，手持ちのエアロゾル発生装置がついた付属器に接続して個人使用できる個別タイプに分かれる。薬液内蔵タイプは，薬液を多人数分調合し，吸入時間を設定する機種が主体となっている。薬液を事前に準備することが可能であるため，日常診療に有用である。一方，個別タイプは据え置き型ネブライザー機器の周囲にエアー出力のダクトがついており，患者個人が薬液を入れたネブライザー付属器を使用する。日常診療においてはたくさんの付属器を用意したり，施行のたびに薬液を調整したりする必要があるため，やや手間がかかる。

診療施設が手狭な場合，あるいは病室などでは携帯型が用いられる。携帯型ジェット式は薬液を個別に作成することが可能であるので，個々の症例にあった薬液でネブライザーを行うことが可能である。超音波式でも携帯型の主なものは薬液内蔵タイプであり，据え置き型のスペースの取りにくい診療施設での使用に適している。超音波式においても個別使用のデバイスが開発された。それをさらに進化させ，軽量化したのがメッシュ式のデバイスである。小電力となり有益であるが，薬液によりメッシュがつまる可能性があり，使用できる薬液に制限のあるのが実情である。

3）デバイスと吸入時間

薬液の吸入時間を決定するためにはそのデバイスの噴霧出力を知っておく必要がある。鼻副鼻腔炎に対するネブライザーの実質薬液量は2～4mLが標準となっている。一方，ジェット式であっても超音波式であっても，粒子を安定化させて，薬液濃度を均一にするためには，余分な薬液（残液量）が最低2mL必要となる。したがって，治療としては薬液約2mLをどれだけの時間吸入させるかとなる。器械により異なるが，医家向けのジェット式据え置き型ではコンプレッサー圧力を0.15～0.5MPa（メガパスカル）に変化させることが可能であり，0.5mL/min程度の霧化量となる。一方，超音波式ネブライザーも噴霧出力を変えられ，1～1.5mL/minとなる。また，近年の携帯型は0.25～0.35mL/minとなり，必要薬液量を確保するには吸入時間を長くする必要がある。つまり，吸入時間はジェット式と超音波式でも異なり，機器により霧化量が異なるため計算して決定することが重要である。

2　付属機器

1）ノーズピース

ノーズピースにはガラス製やプラスチック製などがある。エアロゾル発生装置で発生させた粒子は，ノーズピースを通して，できるだけ多くの粒子を目的標的部位に吸着させることが望ましい。しかし，現在あるノーズピースではどうしても薬液が付着してしまい，排出噴霧率を低下させる因子になっている。どのノーズピースを用いるにしても，鼻孔に密着させると有効排出率を上昇させることが可能であるため，患者指導も必要である。

現段階では排出率が高いノーズピースがないために，今後の開発が必要であるが，薬液を有効に鼻副鼻腔内に入れるためには，ノーズピースなどの有効排出率を考慮し，吸入時間を増やして対応することが現状では最も重要であると考える。

2）その他の付属機器

ジェット式据え置き型で薬液内蔵タイプの機器は，外部ホース（蛇管）から直接ノーズピースに接続するため，霧化量そのままに吸入させることになる。一方，ジェット式個別

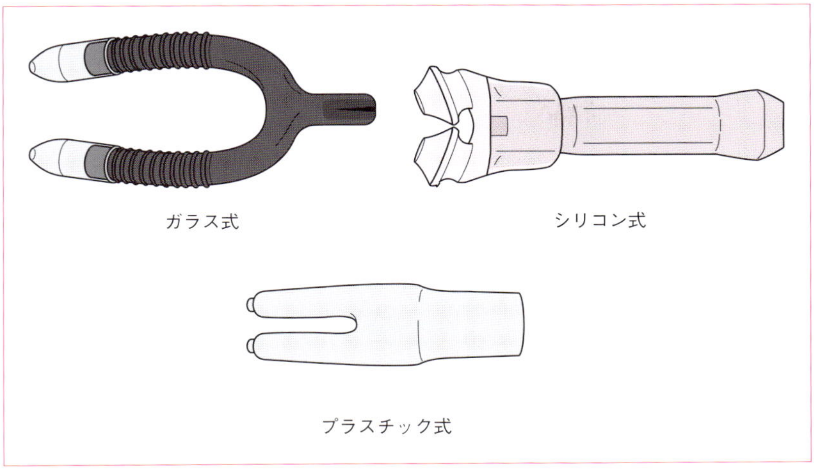

図2　ノーズピース　種類

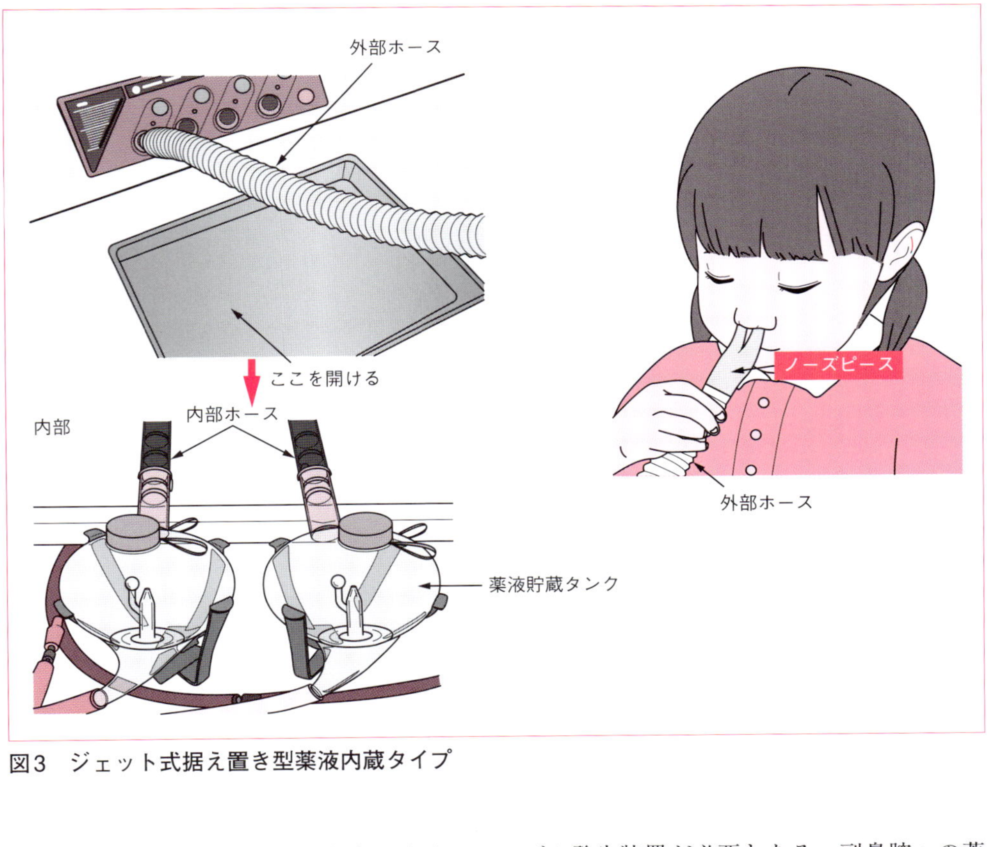

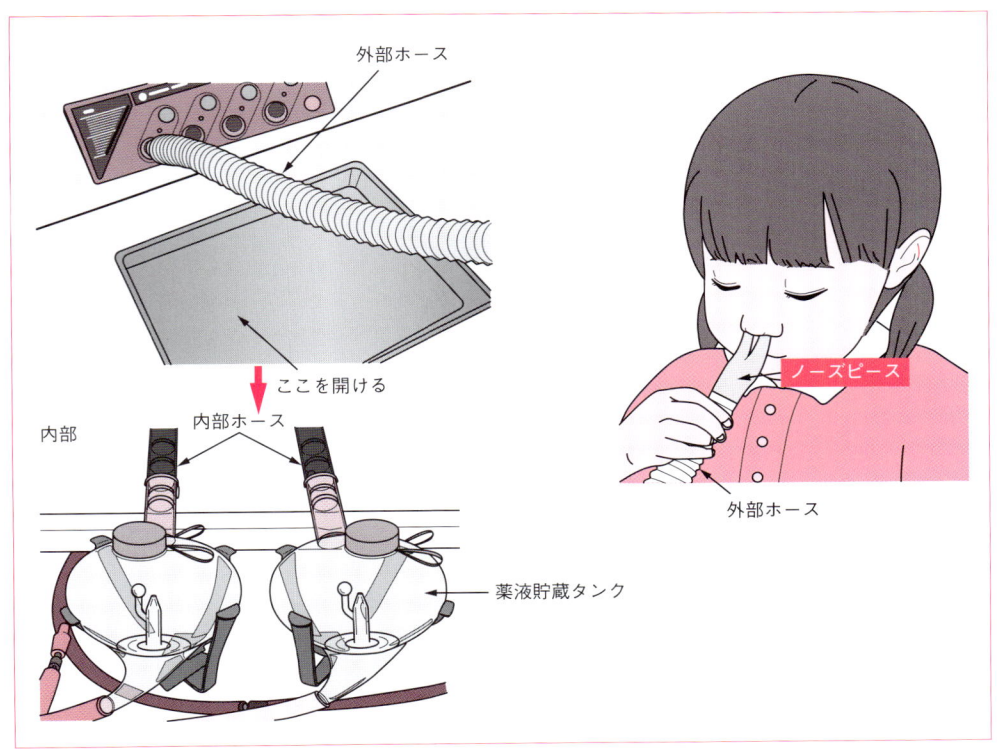

図3　ジェット式据え置き型薬液内蔵タイプ

使用タイプでは，ガラス器具などによるエアロゾル発生装置が必要となる。副鼻腔への薬液の到達率の向上には，鼻腔圧を上げて吸気させることが有効といわれる。

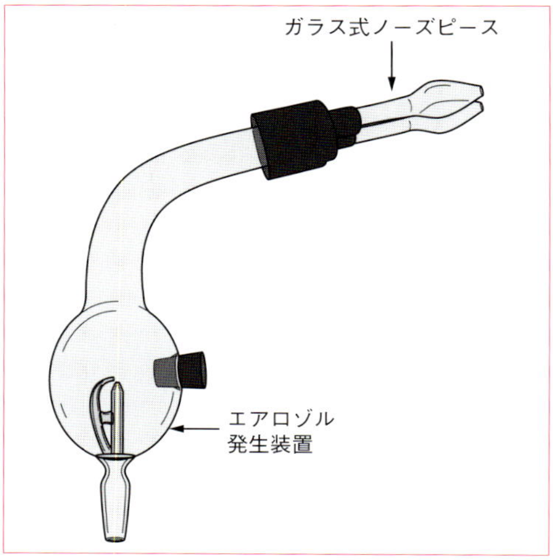

図4　ジェット式据え置き型個別タイプ

3　特殊なデバイス

効率のよい副鼻腔への薬液の到達率向上には，鼻腔圧を上げて吸気させることが有効と報告され，様々な手法が行われてきた[5,6]。その中で，上顎洞に薬剤を到達させるためには，薬剤に加圧・振動を加える方法[7]と，鼻腔内を陰圧にして上顎洞に薬剤を到達させる方法[8]があり，これらの圧変化を加える方法は，より効果があるといわれている。

1）加圧振動型ネブライザー装置[7]

上顎洞に対しては，上咽頭を可能な限り閉塞させて噴霧圧を高くする加圧振動型ネブライザー装置が，開発市販されている。流量4L/min，粒子中央値3.6 μmでエアロゾル粒子に圧力と振動を同時に付加することができる。使用方法は以下の通りである。

①薬液をネブライザー本体の上部から2～8mL注入する。
②座位にてネブライザーをコンプレッサーから上に引き出し，まっすぐに持つ。
③鼻栓を片方の鼻に差し込み，もう一方の鼻にノーズピースを隙間ができないよう挿入する。
④口を開けて軟口蓋を閉鎖する。
⑤コンプレッサーの電源を入れて開始する。
⑥治療中は息を止めてもらう。
⑦呼吸をするときは治療を中断し，数回呼吸を行った後に再度軟口蓋を閉鎖し，息を止めて治療を続行する。

治療は左右各2.5分間の合計5分間で行う。副鼻腔に有効にエアロゾルを送達するために加圧を行うには閉鎖した鼻腔空間が必要で，そのため軟口蓋を挙上して上咽頭腔を閉鎖することが重要となる。

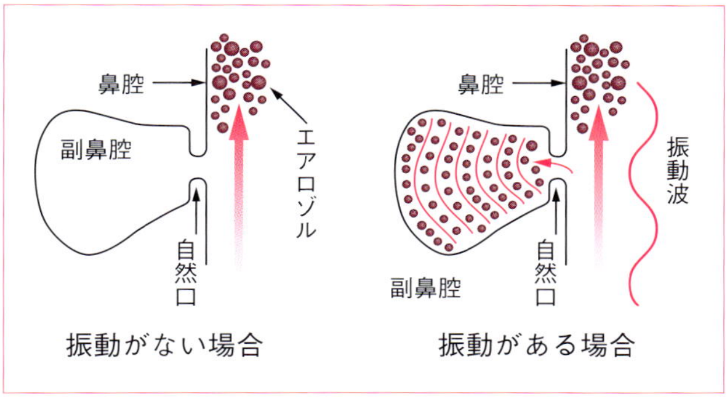

図5　加圧振動型ネブライザー装置の原理

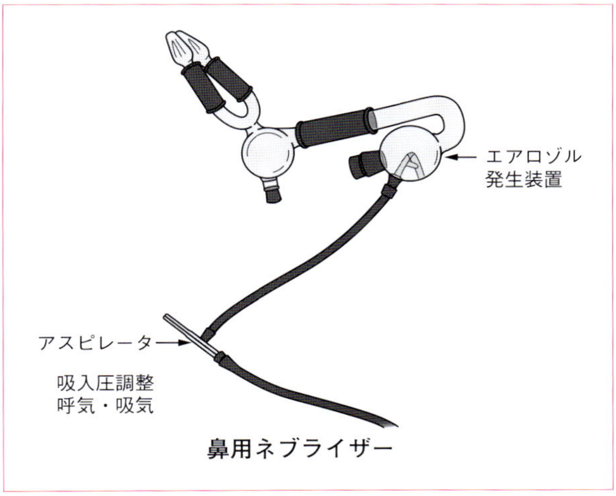

図6　アスピレータ付ネブライザー装置

2）アスピレータ付ネブライザー装置[8)]

鼻咽腔閉鎖によるネブライザー療法において，副鼻腔に薬液を投与するには鼻腔内を陰圧にする必要がある。患者には難しい手技であるが，より効果的に副鼻腔の貯留液が排泄される。

まず，ノーズピースを鼻孔に当てる。ガラス部分はネブライザーが止まるまで離さないように行う。15秒に1回位，鼻腔内を陰圧にする。次に，T字管の先を直ちに親指でおさえると霧になった薬が勢いよく鼻腔に入りこみ，さらに狭い連絡口を通じて陰圧になった副鼻腔まで薬剤が進入する。

ワンポイントアドバイス

急性鼻副鼻腔炎に対するネブライザー療法では，薬液をいかに効率良く副鼻腔へ吸着させるかが大切である。患者にはなるべく上咽頭を閉鎖させるように指導すると，上顎洞内に入りやすい。

4 ネブライザー療法に使用する薬剤

要旨 以前はホスホマイシン系，アミノグリコシド系，ペニシリン系，リンコマイシン系，ニューキノロン系，ポリペプチド系の様々な抗菌薬が使用され有効性を報告されてきたが，1996年にネブライザー用薬剤としてセフメノキシム塩酸塩が認可された。薬液の保存の安全上，用時必要量のみを清潔無菌の注射器で取り出すこと，一度取り出した薬液はもとの容器に戻さないこと，細菌汚染の観点から長期保存は避けること，医薬品添付文書に記載されている使用上の注意を遵守することは重要である。

キーワード 薬剤選択，液性の問題，適正濃度，薬液の保存方法，吸入液の安全性，使用上の注意

1 薬剤の種類

以前はホスホマイシン系，アミノグリコシド系，ペニシリン系，リンコマイシン系，ニューキノロン系，ポリペプチド系の様々な抗菌薬が使用され有効性が報告されてきた[1)-4)]。

1996年にネブライザー用薬剤としてセフメノキシム塩酸塩（CMX：ベストロン®耳鼻科用）が認可された。1% CMX20 mg/2 mLを2分間でネブライザーを施行すると，上顎洞側壁で6.11 μg/mL，上顎洞底部で20.32 μg/mL，鼻腔粘膜全体では79.42 μg/mLのCMXが検出された。これら上顎洞におけるCMXの濃度は，急性副鼻腔炎の起炎菌である肺炎球菌・インフルエンザ菌のMIC90を上回る濃度であった。また，吸入時間に比例して濃度は上昇した[5)]。

CMXに対してアレルギー症状がある場合には，過去に有効性が報告されている他の抗菌薬（ホスホマイシン系，リンコマイシン系，アミノグリコシド系）で代用することもある[6)]。

またCMXに加え，副腎皮質ステロイドホルモン，血管収縮薬，粘液（分泌物）表面活性剤（アレベール®）などを併用することもある。

2 配合の問題

薬物送達および鼻粘膜侵襲軽減のためには，等張液に調合することが望ましい。また，溶解後の薬液中の粉末成分が均一とならず白濁することがあるため，粉末および溶解液は分割して調製しないことが重要である。

表3　セフメノキシム塩酸塩の主な安全性・使用上の注意

1) 慎重投与（次の患者には慎重に投与すること） i）ペニシリン系抗菌薬に対し過敏症の既往歴のある患者 ii）本人または両親，兄弟に気管支喘息，発疹，蕁麻疹等のアレルギー症状を起こしやすい体質を有する患者［アレルギー素因が遺伝し，アレルギー症状を起こすおそれがある。］ 2) 重要な基本的注意 i）ショックがあらわれるおそれがあるので，十分な問診を行うこと。 ii）ショック発現時に救急処置のとれる準備をしておくこと。また，投与後患者を安静の状態に保たせ，十分な観察を行うこと。さらに，再投与時においても継続して十分な観察を行うこと。 3) 副作用 承認時および使用成績調査での総症例3,529例中10例（0.28％）に副作用が認められた。 主な副作用は，鼻炎（鼻汁，くしゃみ等）7件（0.20％），嘔気2件（0.06％），発疹1件（0.03％）であった。 4) 妊婦，産婦，授乳婦等への投与 妊婦または妊娠している可能性のある婦人および授乳中の婦人には，治療上の有益性が危険性を上回ると判断される場合にのみ投与すること。 ［妊娠中および授乳中の投与に関する安全性は確立していない。］ 5) 小児等への投与 低出生体重児，新生児または乳児に対する安全性は確立していない（使用経験が少ない）。

医療現場ではしばしば様々な薬剤が混合して使用されることが多く，複数の薬剤が同時に使用される際に，配合変化を起こすことが懸念される。複数の吸入薬液を混合して使用する際には，配合変化を起こす組み合わせであるかを事前に検証する必要がある。

pHにおいて各抗菌薬とも経時的にアルカリ側へのシフトがみられたが，外観には変化を認めない。残存する力価は，ゲンタマイシンでは，7日後に70％まで低下しており不安定である。アレベールの3成分とゲンタマイシンとの配合試験では，チロキサポールあるいはグリセリンとの配合ではゲンタマイシン力価の低下はなく，炭酸水素ナトリウムとの配合後6時間で76％に低下することから，アルカリ成分の炭酸水素ナトリウムが力価低下の原因である。その他，カナマイシン，硫酸ストレプトマイシン，トブラマイシンでも90％を割る低下を認めており，薬剤のpHに注意を払う必要があると同時に，できるだけ使用直前に混合することが望ましいと考えられる。

また，ネブライザー療法に用いる薬剤は，例え薬理作用に問題がなくとも，臭気の発生や味覚が悪いとかえって喘息様発作を誘発することがあるといわれ，薬剤安定性はもとより臭気や味覚などについても考慮すべきである。

また，配合した薬液の中には生理的な浸透圧を逸脱し，刺激を有するものがあることも懸念される。

3　薬液の保存・安全性・使用上の注意（表3）

用時必要量のみを清潔無菌の注射器で取り出して使用し，一度取り出した薬液はもとの容器に戻さない。また，内用液剤は細菌汚染の観点から長期保存は避けるべきである。とくに水剤は，シロップ剤のように浸透圧が高くないので，冷所保存とし1週間を限度とすべきと思われる。ベストロン®は溶解後，冷所保存で7日間安定である。

●ワンポイントアドバイス●

以前はホスホマイシン系・アミノグリコシド系・リンコマイシン系抗菌薬が用いられていたネブライザー用薬であるが，1996年にセフメノキシム塩酸塩が認可された。

また，保存の安全上，用時必要量のみを清潔無菌の注射器で取り出して，一度取り出した薬液はもとの容器に戻さないこと，細菌汚染の観点から長期保存は避けること，医薬品添付文書に記載されている使用上の注意を遵守することは重要である。

第 3 章

各　論

1 前処置

要旨 ネブライザー療法においては，目的とする病巣部位にできるだけ多くの薬液を到達，沈着させることが重要である。鼻副鼻腔炎においては，鼻腔から副鼻腔にかけて薬剤を到達させることが目的となる。そのために鼻腔内，副鼻腔開口部の分泌物の吸引，末梢血管収縮剤による粘膜腫脹の除去などの鼻処置や，副鼻腔自然口開大処置を行い，有効な換気路を確保してからネブライザー療法を行う必要がある。つまり，前処置で換気路が確保できない巨大なポリープ例や高度の鼻中隔弯曲症では，本療法の有効性は乏しい。

キーワード 前処置，鼻処置，副鼻腔自然口開大処置

1 前処置の必要性

ネブライザー療法の効果，または有効性を高めるためには，副鼻腔粘膜局所へいかに薬液粒子を到達させるかが問題である。ネブライザーは粒子を発生させるので，屈曲部，陥凹部や血管の疎な部分へも有効量の薬剤を到達させることができるのが利点である。しかし，病的分泌物の貯留，鼻腔・副鼻腔の粘膜腫脹，ポリープ形成，鼻中隔弯曲などにより，病巣に対して通路の狭小化や閉鎖が起こっている場合には，薬液粒子が病巣局所に十分に届かない可能性が高い[1)]。したがって，中鼻道に巨大な鼻茸や高度の鼻中隔弯曲がある場合などは，手術などの外科的治療を行い，換気路と排泄路ができた段階でネブライザー療法を行えば，その効果は高くなる。有効性を高めるためには換気路と排泄路を確保することが重要であり，ネブライザー療法を行う前に鼻処置や副鼻腔自然口開大処置を行うことは必須である，といっても過言ではない。

鼻処置とは鼻吸引，鼻洗浄などを含んだ処置である。副鼻腔自然口開大処置とは，鼻処置に加えて鼻腔側壁に存在する狭小な副鼻腔自然口部と粘膜腫脹を処置し，中鼻道を開放して副鼻腔内に存在する貯留液の吸引を行うことを目的に，2000年4月より新たな保険請求が可能になった処置である。

2 実際の方法

鼻処置では，鼻腔内への血管収縮薬の噴霧後に，総鼻道を中心とした鼻汁，鼻漏の吸引を行う。鼻腔内に血管収縮薬と1%リドカイン塩酸塩液を噴霧して鼻粘膜を少し収縮さ

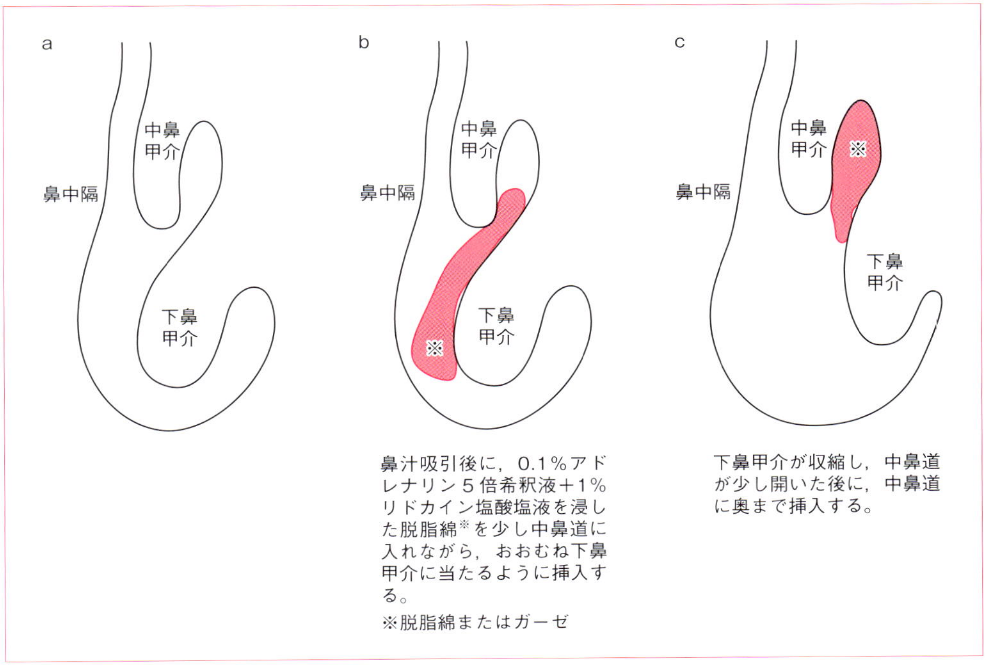
a
中鼻
甲介
鼻中隔
下鼻
甲介
b
中鼻
甲介
鼻中隔
下鼻
甲介
※
鼻汁吸引後に，0.1％アドレナリン５倍希釈液＋1％リドカイン塩酸塩液を浸した脱脂綿※を少し中鼻道に入れながら，おおむね下鼻甲介に当たるように挿入する。
※脱脂綿またはガーゼ
c
中鼻
甲介
鼻中隔
※
下鼻
甲介
下鼻甲介が収縮し，中鼻道が少し開いた後に，中鼻道に奥まで挿入する。

図7　副鼻腔自然口開大処置の左鼻腔模式図

せ，総鼻道にある鼻汁を吸引洗浄をする。

副鼻腔自然口開大処置は，0.1％アドレナリン5倍希釈液と1％リドカイン塩酸塩液を等量ずつ混ぜた溶液を，脱脂綿またはガーゼに浸して中鼻道に挿入する。5分後に再度脱脂綿を入れ替える。前回よりもやや大きめの脱脂綿またはガーゼを挿入し，さらに中鼻道の奥にまで挿入する。十分に開大できれば1回でも問題ない。開大するまでしっかり行うことが重要である。脱脂綿の代わりに綿棒を用いることも有効であるが，挿入時の痛みの出現，出血やびらんを形成する場合もある。十分な麻酔が困難な場合が多いため，脱脂綿またはガーゼを用い，中鼻道粘膜を面としてしっかり麻酔を行うのがよいと思われる。

その後，中鼻道が開大した場合に中鼻道をしっかり観察し，ポリープの有無を確認し，膿性鼻汁や分泌物の流出があれば，これを吸引除去した後にネブライザー療法を行うことが有効である。

鼻汁がある群と鼻汁がない群を比較しても，鼻汁がある群が有意に吸収率の低下を示していることから，鼻汁を除去することだけでもネブライザー療法の有効性が高まる[2]。また中鼻道閉塞度別治療効果の比較では，閉塞のある群では閉塞程度にかかわらず有効性の低下が認められている[3]。副鼻腔自然口開大処置による副鼻腔内へのセフメノキシム塩酸塩の移行を検討した報告では，副鼻腔自然口開大処置を行った群は，非処置群に比較し，上顎洞底，上顎洞外側壁，および全篩骨洞内への移行濃度が高いことが示されている[4]。このような症例には副鼻腔自然口開大処置が有効である。

いずれにせよ，治療前処置として血管収縮薬の噴霧または塗布，粘液・鼻汁の吸引，洗浄による除去，とくに中鼻道，鼻咽腔などの開放に十分配慮すべきである。なお，薬剤粒子が病巣に作用し吸収されるためには，局所に一定時間とどめるようにしたほうがよいという考えをもとに，前処置として1%リドカイン塩酸塩液を上気道粘膜に噴霧し，線毛運動を一過性に抑制し，くしゃみ発作を予防する。

●ワンポイントアドバイス●

副鼻腔炎におけるネブライザー療法を効果的に行うためには，中鼻道の換気路，排泄路を確保することが最も重要である。鼻処置によりある程度，粘性な鼻汁などは除去できるが，やはり副鼻腔自然口開大処置を行うことにより，十分中鼻道の観察を行い，排出物などを除去したあとにネブライザー療法を行うことで，有効性が上昇すると考える。

そのため，ネブライザー療法において前処置は重要である。副鼻腔自然口開大処置はやや時間がかかり，処置に苦痛を伴うために敬遠されがちであるが，ネブライザー療法の有効性を上げるためにも，血管収縮薬と表面麻酔薬の噴霧のみの鼻処置だけではなく，副鼻腔自然口開大処置を施行すべきであると考える。

2 使用法

要旨　急性鼻副鼻腔炎の治療に適したネブライザー機器は，鼻副鼻腔への移行のよいエアロゾル粒子を発生させることが必須である。現在臨床で用いられている機器（ジェット式，超音波式）は，副鼻腔へ移行しやすい平均粒子径3～10 μmの粒子を発生することが可能であり，良好な機種といえる。機器ごとに薬液量や吸入時間などが多少異なるが，上気道局所での至適薬物量を送達するためには一定の吸入時間を確保する必要がある。

キーワード　使用法，治療効果，微生物学的効果

1 器具の設定

実地医家ではジェット式据え置き型ネブライザー装置の使用が多く，2～5名用が供用されているが大型である。超音波式ネブライザー装置には据え置き型もあり，スペースをとらないことや持ち運び可能という利点もある。

ジェット式据え置き型の場合には，診療開始前に電源を入れコンプレッサーを可動させる。次に，薬液内蔵タイプでは，診療当日に必要な薬液量を薬液貯蔵タンクに入れる。ユニットに外部ホース（蛇管）を接続する。使用機器の周辺に消毒したノーズピースを用意しておく。使用時に外部ホースと接続する。次に吐出圧をセットする。吐出圧は初期設定が0.5 MPaとなっていることを確認する。患者が不快感を示したら吐出圧を減らす。

また，個別タイプの場合は，ネブライザーを使用する時に，患者にそれぞれに薬液を入れた付属器を手渡しネブライザー機器に接続する。そのためやや煩雑であるが，感染リスクの高い患者では個別タイプのネブライザー装置を用いることを考慮する。

2 薬剤の選択

急性鼻副鼻腔炎のネブライザー療法薬として適応があるのは，セフメノキシム塩酸塩（CMX）のみである[1,2]。鼻鏡所見で細菌性副鼻腔炎が考えられた場合は細菌検査結果を施行し，CMXを第一選択とする。本薬にステロイド薬を加えたネブライザーを毎週3回施行する治療法は，経口消炎酵素剤投与群よりも有意に臨床的有効率が高いという報告がある[3]。そのため，ステロイド混合液が用いられることがあるが，その際は吸入液の浸透圧

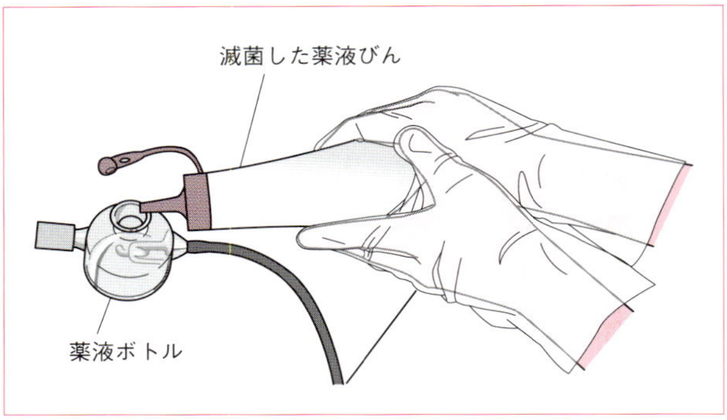

図8　薬液内蔵タイプの薬液注入例

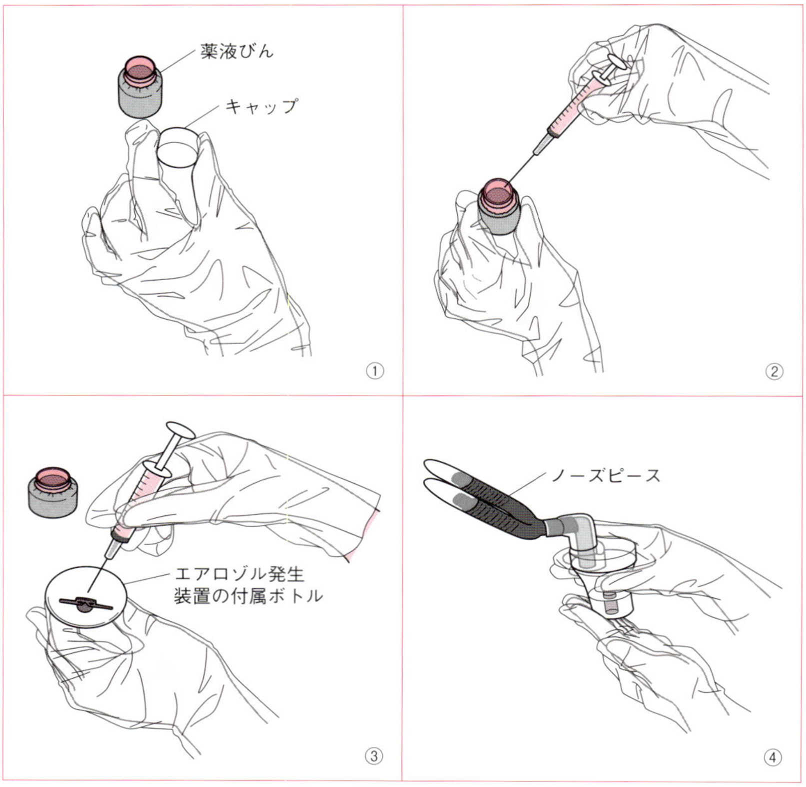

図9　個別タイプの薬液注入例
①薬液びんのキャップをはずす
②必要薬液量を吸い出す
③エアロゾル発生装置に薬液を注入する
④ノーズピースを付属ボトルに装着する

比が等張である必要がある。CMXは酸塩基平衡に支障がないが，ステロイドにおいて，ベタメタゾンやデキサメタゾンでは等張性が保たれるが，プレドニゾロンでは低張になる危険性がある。具体的には，1% CMX 20mg/2mLと，生理食塩水で10倍に希釈したベタメタゾン注射液0.33mg/1mLを使用し，薬液調整には生理食塩水を用いることが望ましい。

鼻副鼻腔炎でネブライザー治療をされる方へ

①両方の鼻の入り口にあててください。
（深く入れると鼻血が出るおそれがあるため少し入れるぐらい）
②ネブライザー中は鼻で息を吸い，口から出してください。
③可能であればネブライザー中につばを飲み込むと効果的です。
④薬（霧状）が横からもれないように注意してください。
⑤指定された時間の間，薬を噴霧します。
⑥終わったらていねいに置いてください。

※気分がわるくなった場合はスタッフにお伝えください。

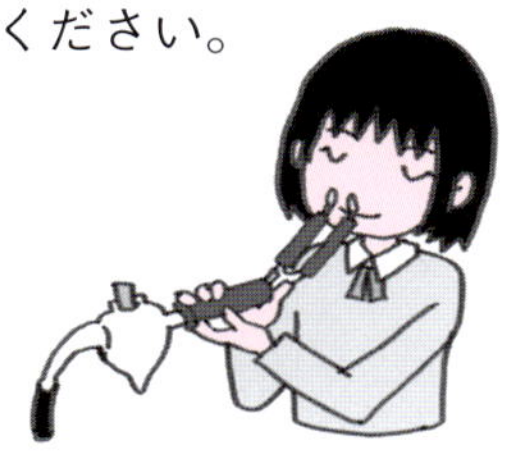

図10　ネブライザー療法の患者説明の具体例

3　薬液の調整（図8，9）

実地医家の多くは，据え置き型薬液内臓タイプのネブライザー装置を使用しているのが現状である。汚染対策などを考慮すると個別タイプを利用する方がよいと思われる。薬液の調整には以下のような手技を行うべきである。

①個々の患者用に滅菌したネブライザーセット一式を用意する。
②必要量の薬液を薬液びんに移すときには手袋を装着する。

4　患者への使用法の説明（図10）

器具の前に安静坐位の姿勢をとるように説明する。ノーズピースを鼻入口部にそっと当て中まで押し込まないように指示する。エアロゾル粒子は非常に細かいので刺激が少ないこと，ほぼ無臭の薬液を使用することを説明する。薬液のアレルギーの有無を確認する。幼小児には最初に噴霧の状態を見せておくとよい（注：薬液による診療室の汚染に注意）。

呼吸は原則として鼻から薬液を吸入して口から出すように説明する。吸入時間を説明（3～5分間）する。最近の機器は事前に噴霧時間を設定すると自動停止するが，砂時計などで時間を確認する。終了したら，ノーズピースあるいは吸入装置をコネクターから外し，消毒液などが入った容器などに丁寧に置くように説明する。

5　噴霧時間

ジェット式据え置き型ネブライザー装置の霧化量は，およそ0.5mL/minであるため，CMX20mg/2mL単剤を吸入するだけでも，所要時間は約4分間になる。一方，超音波式ネブライザー装置では霧化量を自由に設定できるので，1mL/minとすると2分程度に設定することが原理的には可能である。

しかし，機器や薬液により霧化量が異なり，エアロゾル発生が安定するまである程度の時間を要する。また，ノーズピースや外部ホースへの付着による薬液の損失にも配慮する必要がある。したがって，十分量の薬剤を投与するためには，使用状況や薬液に応じて吸入時間を設定することが望ましい。

6　噴霧中の注意事項

薬剤を噴霧する際に一定の残液量が必要な機種が大部分である。必要残液量を確保して薬液使用分に加えた上で，噴霧を行う必要がある。

また，患者には安静呼吸を指示し，あまり強く呼吸すると耳痛を生ずることに注意する。高齢者は，使用中前傾姿勢になり過ぎて椅子から落ちる危険があるので，安定した椅子を使用する。吸入中に薬液の逆流により液漏れを生じることがあるが，やむを得ない場合はノーズピースを離し，周囲をティッシュペーパーなどで拭く。薬液の影響で気分が悪くなったら，速やかに医療担当者に連絡するよう，事前に患者に伝えておく。

7　終了時の処置

使用した器具を所定の場所においたら，静かに鼻を片側ずつかむ。薬液がしばらくすると咽頭に流れることがあるが，その場合は口をすすぐ。

8　治療頻度と期間

ネブライザー療法は週3回，2週間以上が推奨され，治療後68％の症例において治癒を認めたという報告がある。また，微生物学的効果では48％の症例に除菌効果を認め，コントロール例と比べて有意な除菌効果を認めている[4)]。ただし，症例に応じて吸入回数や吸入期間を決定する必要がある。2週間投与で効果の見られない症例では，原因菌や原因菌の薬剤感受性を考慮して，薬液を他の薬剤に変更する。

9　留意点

1）ネブライザーによる室内の空気汚染

病原性微生物により汚染されたネブライザー使用による環境汚染のみならず，余剰エアロゾル粒子による室内の空気汚染が憂慮される。患者や医師・看護師などの医療従事者への影響も考えられるので，室内の換気に配慮する。

2）ネブライザー薬液によるショック

ネブライザー薬液による過敏反応には注意が必要である。したがって，ネブライザー療法は医師や看護師の観察下で行うことが推奨される。

●ワンポイントアドバイス●

急性鼻副鼻腔炎の治療に使用されるデバイスには超音波式とジェット式とがあり，発生装置としての優劣はない。また，副鼻腔に薬液を到達させるには，患者への呼吸指導が求められる。

鼻副鼻腔炎に対するネブライザー療法は，1日1～2回，週3回行うことが推奨される。また，器具の前に安静坐位の姿勢をとり，正しい呼吸方法でネブライザー療法を遂行することにより改善する。しかし，使用時間に関しては，ジェット式と超音波式の違いだけでなく，機種ごとに霧化量が異なるため，機種によって時間を検討することが望ましい。

3 安全・管理

要旨 ネブライザー吸入液は末梢気道にまで到達する。そのため，濃厚な微生物汚染を受けたネブライザー（汚染ネブライザー）は感染源となる危険性がある。ネブライザーが汚染される原因は①薬液作成・保存時の薬液汚染，②環境汚染や消毒不足による機器の汚染，③患者からの吸入液逆流による機器・薬液の汚染が考えられる。ネブライザー機器はセミクリティカルな器材に分類され，定期的な消毒が必要である。洗浄後，滅菌・消毒を行い乾燥させ，清潔に保管する。

キーワード 汚染ネブライザー，洗浄と消毒，保存・管理

1 機器の滅菌・消毒

ネブライザー機器は，吸入液の粒径を数μm程度のエアロゾル粒子に変化させて吸入させるので，薬液が末梢気道にまで到達する。エアロゾル粒子が汚染物質を含んでいた場合，感染の原因となる[1]。汚染ネブライザーとなる原因は**表1**のごとく考えられるが，ネブライザー薬液の汚染が最も危険である。1回ごとにネブライザー機器を交換するのがよいが，現在多用されている据え置き型薬液内蔵タイプのジェット式ネブライザーや超音波式ネブライザーでは各パーツの交換，消毒が大切である。

1）薬液の汚染対策

ネブライザー吸入液は清潔操作で一括作製し，冷所保存とする。一日使いきりが望ましい。薬液ボトルへの注入回数は少なくする。*Pseudomonas cepacia*（セパシア菌）は，生食や精製水内ですみやかに増殖し2日間で高濃度汚染となるので，毎日消毒する[2)3)]。

2）ネブライザー機器の汚染対策

外部空気汚染（環境汚染）がネブライザーの汚染原因となる可能性がある。フィルターの汚染は流入空気量の減少をきたし，作動不良を起こす。外部環境の汚れに注意し，エアフィルターは定期的に交換するとよい。除菌フィルターは有効である。

ネブライザー機器の消毒不足も汚染の原因となり得る[4]。ノーズピースやマスクは患者に直接接するので，患者ごとに取り換える。外部ホース（蛇管）は，消毒不足や患者からの分泌物逆流により汚染される可能性がある。超音波式ネブライザーでは，薬液カップの

表1　ネブライザーの汚染経路とその対策

1. 薬液作成時，保存時の薬液汚染 原因：薬剤の作成時，継ぎ足し時 対策：清潔操作：滅菌器具使用・手洗い，一括作成，薬液の定期的交換，薬液瓶の消毒，冷所保存，早期使い切りが望ましい
2. ネブライザー機器の汚染：湿潤環境汚染 ①外部吸気の汚染：外部空気汚染（環境汚染） 原因：環境汚染によるネブライザー汚染 対策：エアーフィルター交換，除菌フィルター使用 ②機器汚染：薬液槽，内部ホース，外部ホース，ノーズピース・マウスピースの汚染 原因：ネブライザー機器の消毒不足，複数患者での使用 対策：機器の消毒，個人用（一回注入式）使用 ③器具の破損：超音波ネブライザーの薬液カップの損傷による作業槽からの感染 原因：作業槽の汚れが薬液槽内に入る。汚染エアロゾルの発生。 対策：薬液カップ交換
3. 患者からの吸入液逆流による汚染 原因：患者の汚染鼻汁・唾液が鼻管，蛇管を逆流し薬液槽にまで及んだ時に汚染ネブライザーとなり汚染エアロゾルが発生する。 対策：十分な鼻処置，逆流防止弁の使用，1回注入式のネブライザー機器の使用・個人使用

損傷による作業槽からの汚染に注意する。

逆流液が薬液槽にまで及んだときには，汚染ネブライザーとなる。十分な前処置をすることにより鼻汁を吸引し，逆流防止弁付ノーズピース[5]，逆流防止弁付外部ホースなどを使用することにより逆流液を防止できる。また，患者の激しいむせ込みや咳などがあった場合には，そのネブライザーは使用しないなどの配慮が必要である。

3）ネブライザー機器の消毒

ネブライザー機器は，CDCガイドラインで「粘膜または創のある皮膚と接触する医療機器」として，人工呼吸器回路・麻酔関連機材に準じてセミクリティカル機器に分類されており，滅菌または高水準消毒が必要である[6,7]（**表2**）。

高水準消毒薬は，大量の芽胞を除くすべての微生物に短時間の接触で効果がある。中水準消毒薬は，芽胞以外の結核菌，真菌，ウイルス，一般細菌を滅菌し，なかには芽胞にも効果を示すものがある。

2　ネブライザー機器の管理

安全なネブライザー治療のためにネブライザー機器の点検・管理が必要である。そのためには，とくに以下の3点に留意する。

①ネブライザー周辺を清潔にし，環境の汚染に注意する。

②薬液は清潔操作で作製し，冷所保存を行い短期で使用する。

表2　微生物別にみた消毒薬の殺菌効力

区分	消毒薬	一般細菌	緑膿菌	結核菌	真菌※1	芽胞	B型肝炎ウイルス
高水準	グルタラール	○	○	○	○	○	○
	過酢酸	○	○	○	○	○	○
	フラタール	○	○	○	○	○※2	○
中水準	次亜塩素酸ナトリウム	○	○	○	○	○	○
	アルコール	○	○	○	○	×	○
	ポピドンヨード	○	○	○	○	×	○
	クレゾール石けん※3	○	○	○	△	×	×
低水準	第4級アンモニウム塩	○	○	×	△	×	×
	クロルヘキシジン	○	○	×	△	×	×
	両性界面活性剤	○	○	△	△	×	×

※1：糸状真菌を含まない
※2：バチルス族（*Bacillus spp*）の芽胞を除いて有効
※3：クレゾールには排水規制がある
○：有効
△：効果は得られにくいが，高濃度の場合や時間をかければ有効となる場合がある
×：無効

文献7）から引用

③薬液槽（超音波ネブライザー薬液カップ）の破損，機器の破損，変色に注意する。

3　具体的な方法

使用後のネブライザー機器は，次のように処理を行う（**表3**）。

1）洗浄

使用後のネブライザー部品に付着した有機物の残存や汚れは，化学殺菌物質を非活性化したり，凝固・変性させたりすることによって，消毒や滅菌の効果を低下させることがある。次亜塩素酸ナトリウムは，有機物や汚れにより不活性化されやすく，効力低下が大であるので，消毒前に十分な洗浄を行う必要がある。また，ネブライザーから検出される菌の多くはブドウ糖非発酵グラム陰性桿菌で，バイオフィルムを形成し消毒に抵抗性を示すこともある。消毒前に40℃以下の水や蛋白分解酵素製剤などで洗浄し，芽胞やバイオフィルムに対処することが大切である。

2）滅菌・消毒

エチレンオキサイドやオートクレーブ滅菌，または高・中水準消毒薬による化学的消毒，熱水による物理的消毒を定期的に行う。ネブライザー器材はプラスチック，ゴム，ガラスなどがあり，耐熱性など機器の材質，消毒薬の特性に注意し，取扱い説明書に従う。すすぎは滅菌精製水・水道水が使用されている。消毒薬は適切な濃度で適温での十分な消毒時間が必要である。高水準消毒薬は残留毒性が強いため，ネブライザー機器の消毒には，低残留性で安全性が高く，幅広い抗菌スペクトルを示す中水準消毒薬である次亜塩素

表3　各ネブライザー機器による消毒のフローチャート（例）

ジェット式ネブライザー（薬液内蔵タイプネブライザー）消毒・管理例

	＜消毒部品＞	＜消毒頻度・回数＞	＜方　法＞
洗浄	本体，天板	毎日	洗浄剤布などで汚れをふき取る
	ネブライザー機器部品	毎日	流水で洗浄，もしくは酵素洗浄・浸漬する
消毒	本体・天板	毎日	アルコールで清拭する （消毒用エタノール，70％イソプロパノールなどを用いる）
	ノーズピース・マスク	患者毎交換	次亜塩素酸ナトリウムに浸漬する （0.01％溶液中に60分，もしくは0.02％溶液中に30分）
	外部ホース	半日毎	次亜塩素酸ナトリウムに浸漬する
	内部ホース	毎日	次亜塩素酸ナトリウムに浸漬する
	薬液ビン（嘴管部）	毎日	次亜塩素酸ナトリウムに浸漬する もしくは，熱湯消毒（70℃3分，65℃5分）
乾燥	自然乾燥，食器洗浄・乾燥機など		
保管	水回りから離して保管		

従事者はマスク・手袋・エプロン使用

超音波式ネブライザー消毒・管理例

	＜消毒部品＞	＜消毒頻度・回数＞	＜方　法＞
洗浄	本体	毎日	洗浄剤布などで汚れをふき取る
	ネブライザー機器部品	毎日	流水洗浄，用手・ブラシ洗浄，もしくは酵素洗浄・浸漬する
消毒	本体	毎日	アルコールで清拭する （消毒用エタノール，70％イソプロパノールなどを用いる）
	作業槽	毎日	アルコール清拭 （消毒用エタノール，70％イソプロパノールなどを用いる）
	ノーズピース・マスク	患者毎交換	次亜塩素酸ナトリウムに浸漬する （0.01％溶液中に60分，もしくは0.02％溶液中に30分）
	外部ホース（蛇腹）	半日毎	次亜塩素酸ナトリウムに浸漬する
	薬液槽	毎日	次亜塩素酸ナトリウムに浸漬する
乾燥	自然乾燥，食器洗浄・乾燥機など		
保管	水回りから離して保管		

従事者はマスク・手袋・エプロン使用

酸ナトリウムが一般的には用いられている。0.01％溶液で60分以上の浸漬消毒が推奨されるが，0.02％溶液で30分以上でもよい。ジェット式ネブライザー嘴管部については薬液浸漬が難しく，70℃熱水3分以上の消毒も行われる[8)]。熱水消毒は消毒効果も高く，残留性の心配もない。

3）乾燥

消毒後は食器乾燥機などで十分乾燥させる[3)]。汚染ネブライザーに多く見られるブドウ糖非発酵性グラム陰性桿菌は，湿潤環境で検出されるが乾燥には弱いので，十分な乾燥が有効である。

4）保管

ほこりの多い場所や水のかかるところ，高温，多湿を避け，清潔に保管する。

●ワンポイントアドバイス●

安全なネブライザー治療のためには，ネブライザー機器の洗浄，消毒，乾燥状態での清潔な保管が大切である。消毒法の選択に当たっては，ネブライザー機器の部材の材質にあった滅菌・消毒（熱水消毒・薬液消毒）を行う。

第4章

Frequently Asked Questions（よくある質問　FAQ）

FAQ 1 ネブライザー療法を行ってはならない患者はいますか？

急性鼻副鼻腔炎，慢性鼻副鼻腔炎急性増悪の中で，膿性鼻汁を伴う細菌性感染症を疑う場合に，抗菌薬によるネブライザー療法は効果がある。しかし，水様性鼻汁などの細菌感染を示唆する所見が乏しい場合には，その有効性は低い。

また，ネブライザー療法に使用する薬剤にアレルギーの既往歴のある患者は，薬剤添付文書によると禁忌である。そして，ネブライザー溶液にセフメノキシム塩酸塩（CMX；ベストロン®耳鼻科用）を使用する場合，セフメノキシム塩酸塩またはセフェム系抗菌薬に対し過敏症の既往歴のある患者は，原則禁忌である。また，ペニシリン系抗菌薬に対し過敏症の既往歴のある患者や，本人または両親，兄弟に気管支喘息，発疹，蕁麻疹等のアレルギー症状を起こしやすい体質を有する患者には慎重投与とされている。

FAQ 2 幼小児にネブライザー療法をうまく行うコツはありますか？

幼小児は鼻処置をした時点で泣くことが多く，その後のネブライザー療法を嫌がることは多い。とくに初診の場合は，幼小児にとって初めての処置が多く，保護者も耳鼻咽喉科の診療に慣れていない。

初診時にネブライザーを嫌がる場合，とくに幼小児に無理にネブライザーを行う必要はない。医師，看護師，スタッフが連携し，ネブライザーが可能か判断する。

実際には，幼小児は鼻処置のみ行い，耳鼻咽喉科に対する慣れが出てきてからネブライザーを行うのがよい。そしてネブライザーを初めて行う場合，まずネブライザーから霧が出ているところを見せて，とくに痛いものではないことを伝える。慣れないうちはマスクでの吸入を試してみる。慣れてきたら通常のノーズピースを使用していく。ネブライザー液にイチゴ，バニラ，オレンジなど香りをつけるのも，幼小児にネブライザー療法をうまく行うために有効な手段と考えられる。

FAQ 3　内服の抗菌薬を併用してもよいですか？

ネブライザー療法は，薬剤が均等に目的部位に到達し，化学的な速効性を期待できる治療法である。また，注射や内服では得られない局所の薬剤濃度水準を，直ちに達成させることができる。それだけでなく，各組織に与える副作用を可及的に回避できる利点もある。とくに，妊婦，産婦，授乳婦にネブライザー療法で抗菌薬を投与する場合，内服や点滴投与と比較すると全身への影響は少ない。

しかし，薬剤の半減期などの薬物動態を考慮すると，抗菌薬の組織内濃度を保ち有効性を上昇させるには，抗菌薬の内服の併用が推奨される。抗菌薬の選択にあたっては，日本鼻科学会「急性鼻副鼻腔炎診療ガイドライン2010」[1]に準じて薬剤を選択する。しかし，様々な理由により内服の抗菌薬を投与することができない場合には，ネブライザー療法のみの治療でも有効である。

FAQ 4　副鼻腔自然口開大処置は時間がかかるので，鼻処置だけではだめですか？

ネブライザー療法では，鼻汁の有無と副鼻腔自然口径が，副鼻腔への薬液の沈着に大きく関与する。鼻処置は，一般的には血管収縮薬によって鼻粘膜を収縮させて，鼻汁を吸引除去し，鼻腔の通気性を改善するものであり，中鼻道の処置は含まれない。鼻汁がある場合にはネブライザー薬液の吸収率は有意に低下するため，鼻処置で鼻汁を除去するだけでも，鼻処置をしない場合と比較し，有効性は上昇すると考えられる[2]。

しかし，副鼻腔へのネブライザー療法で十分な効果を得るには，副鼻腔自然口を開大しエアロゾル粒子が副鼻腔に進入しやすくする必要がある。副鼻腔自然口径が3～4mmの場合には，薬剤の3%ほどしか上顎洞に入らないという報告があり[3]，副鼻腔自然口開大処置を行うことで，より多くの薬液が副鼻腔へ到達すると考えられる。また，中鼻道の病態を詳細に観察するためにも，この処置は必要と考えられる。しかし，幼小児などで開大処置ができない場合は，鼻処置だけでネブライザー療法を行うこともある。

FAQ 5　霧が出ないのですが，どうすればよいですか？

ネブライザー機器から薬液の霧が発生しない原因には，機器の故障や組立ミス，または薬液の問題などが考えられる。まず，機器に異常がないかをチェックする。機器が電源に接続されているか，異常な音や熱の発生がないかなど確認する。具体的には，ホースなどの接続や曲がりを正常にしたり，あるいはメッシュ板など霧化表面での異物を除去したりするなど，機器の組立や清掃を再実施する。それでも機器が正常に動作しなければ，故障が考えられるので修理を依頼する。

一方，機器が正常に動作しているにもかかわらず薬液が霧化しない場合には，まず蒸留水や生理食塩水により霧化状態を確認する。これらで霧化可能であれば，最小残液量が適切でない可能性がある。ネブライザーで噴霧するためには最低限の残液量が必要であるが，これは機器により異なるので確認を要する。それでも霧化しない場合は，薬液の問題である。薬液の種類や濃度によって霧化量は極端に低下し，霧化自体が難しい場合もある。とくに，粘度の高い薬液や，界面活性剤を含み表面張力が低い薬液では，霧化することが困難であるために，薬液の選択や濃度調整や配合変化が適正であることを再チェックする[5)]。

FAQ 6　ジェット式ネブライザーと超音波式ネブライザーはどちらの方がよいですか？ 両方備えるほうがよいですか？

鼻副鼻腔炎においてジェット式と超音波式の効果を比較した報告はない。現段階ではジェット式と超音波式とを比較して，発生装置としての機能に優劣はない[6)]。

自然口開大処置を含め，鼻副鼻腔疾患治療には粒子径3～10 μm程度のエアロゾル薬剤が適用されるが，鼻副鼻腔への薬剤送達率は3%程度と少ない[3)]。一般的には超音波式の方がより細かい粒子を発生することが可能であるため，副鼻腔内の沈着率を考慮すると超音波式がよい。ジェット式は超音波式より霧化量が少ないため，同量の薬液を投与する場合，ジェット式の方が吸入時間を長くする必要がある。

FAQ 7　どのノーズピースが一番よいですか？マスクではだめですか？

ネブライザー療法においては，薬液が標的の鼻副鼻腔粘膜に効率よく吸着されるのが望まれる。しかしながら，器具への逆流，ノーズピースなどへの付着により十分な量の薬液が到達しない場合がある。ガラス製・シリコン製ともに粒子がノーズピースに付着しやすいが，鼻孔に密着させると付着率が低下すると報告がある[4)]。現段階ではノーズピースに優劣をつけることは難しい。したがって，鼻孔にノーズピースを密着させて，薬剤付着率が低下するように患者指導を行う必要がある。

マスクによる吸入はとくに幼小児で行われているが，マスクでは呼吸の切り替えが難しく，すべての呼吸を鼻呼吸にすることが可能かどうかが問題となる。また，マスク内でエアロゾル濃度が薄まる可能性があるほか，マスク内の死腔が増えるため，効率のよい薬液投与とはならない。したがって，マスク使用の場合は使用薬液量と吸入時間を増やす必要がある。

FAQ 8　ネブライザー療法施行時の呼吸方法は，どのように指導したらよいですか？

鼻副鼻腔炎に対するネブライザー療法施行時の呼吸方法は，「鼻で吸って口から吐く」と指導する。呼気から吸気に変化した直後に空気が自然口に入りやすいというデータがあることから[5,6)]，呼吸変化時に薬液の沈着率が増す。ただし，強く吸入すると耳管を刺激する恐れがあるので，必要以上に強く吸入しないように，安静な坐位での呼吸を行うよう指導する。

吸入中はなるべくノーズピースを鼻孔から離さないことが望まれるが，アスピレータのない器械では鼻腔内に粘液や薬液がたまることがあるので，その際はノーズピースを離してティッシュペーパーなどで静かに鼻汁をとるよう指導しておく。

FAQ 9　ネブライザー療法の施行は，週に何回がよいですか？

急性鼻副鼻腔炎に対するネブライザー療法の吸入時間，吸入回数，投与期間について確立されたものはなく，症例に応じて吸入回数や吸入期間を決定する必要がある。また，薬剤内容によってその効果に差があると思われるが，その詳細は原因菌や原因菌の薬剤感受性によって異なってくる。しかし，一般的に急性鼻副鼻腔炎に対するネブライザー療法の施行回数は，週3回が推奨される[7)]。ネブライザー療法を毎日行う方法もあるが，週3回との比較でどちらが良いかというエビデンスは認められない。

また，セフメノキシム塩酸塩の医薬品添付文書によれば，1回の使用量は2～4mLである。そして，推奨される1日の吸入回数は1～2回で，施行期間としては2週間以上である。

FAQ 10　ネブライザー機器によって霧化量や粒子径は異なりますか？また，吸入時間や薬液量はどうですか？

ネブライザー機器によって霧化の方法や液剤の種類・濃度の違いにより，霧化量や粒子径などが異なる。しかし，市販機器での霧化特性の仕様は，多少の差異があるとしてもほぼ同程度である。この仕様は生理食塩水などを基準としているので，実際の液剤とは異なるが臨床に使用するには十分に参考となる。なお，固形物を含む懸濁液などでは，霧化特性は薬液濃度に依存するので文献値などで確認してからの使用を勧める。

一方，耳鼻咽喉科領域のネブライザー療法を含むエアロゾル療法において，液剤の種類や濃度だけでなく上気道局所への薬物投与量は治療効果の重要な因子である。薬物投与量（＝単位時間あたりに霧化する液剤中の薬物量×吸入時間）は霧化量に比例するので，この値から逆に吸入時間が求められる。機器ごとに薬液量や吸入時間などが異なるが，上気道局所での至適薬物量を送達するためには，一定の吸入時間を確保する必要がある。

FAQ 11　最近，モーター音がうるさいのですが，故障ですか？

ジェット式ネブライザーはコンプレッサーを用いて圧縮空気を発生させる。コンプレッサーで空気をエアータンクに送り込み，エアータンク内の空気が一定圧まで蓄圧されるとコンプレッサーが停止する。次に，ネブライザー噴霧器に空気が供給され，エアータンク内の空気が一定圧まで低下すると，コンプレッサーが自動的に作動し空気を蓄圧する。このコンプレッサー作動時にモーター音が発生する。コンプレッサーの下にシリコンゲル脚や防振スポンジを敷き，振動による騒音を抑えている。また，ユニット扉の裏面に防音シートを張り付け，音の減少を図っている機器もある。

モーター音の増大は，モーターの下に敷く防振スポンジの劣化や，モーター自体の経年劣化により発生する。また，中のプロペラ状の羽根の劣化で異音がする場合もある。機器を長期間使用していると，モーター自体の振動で防振材とモーターの位置ズレが生じ，これが騒音の原因となる場合がある。ユニットの扉を開け，モーターの位置を少しずらすと改善する可能性がある。位置をずらしても改善しない場合は，防振材の交換なども考慮してメーカーに点検依頼する。

FAQ 12　ネブライザー機器本体の消毒は必要ですか？

ネブライザー機器本体も洗浄・消毒が必要である。ネブライザー機器周囲の環境にも注意し，清潔にしておくことが大切である。

超音波式ネブライザー本体の消毒は，作用槽部の水を排水ホースから排水後に数回同作業を繰り返し行う。スポンジやブラシでの洗浄を行い，その後アルコール（消毒用エタノール，70％イソプロパノールなど）を含ませた布で拭く。本体の汚れは水や中性洗剤を染み込ませた布で拭き，その後，消毒用アルコールで湿らせ軽く絞った布で拭いたら，乾燥させ清潔に保存する。

ジェット式据え置き型薬液内蔵タイプの場合の本体消毒は，水や中性洗剤を染み込ませた布で拭き，続いてアルコールを含ませた布で拭く。とくに天板に関しては，噴霧した薬液が飛散したり，患者さんのくしゃみ，咳などにより汚れるので，診療終了後は毎日清掃・消毒する。また，週1回，少なくとも月1回は，通気口の清掃も行う。

FAQ 13　薬液を途中で追加することは問題ありませんか？

薬液を途中で追加することは避け，医薬品添付文書に記載されている使用上の注意を遵守する。頻回に薬剤を追加することにより，抗菌薬の濃度が上昇し[8]，それに伴い粘膜線毛運動障害を引き起こす場合がある[9]。また，薬液容器への細菌混入などを防ぐよう，使用期限内であっても速やかに使い切る。そして，用時必要量のみを清潔無菌の注射器で取り出して使用し，一度取り出した薬液はもとの容器に戻さない。

なお，液剤の内服薬は細菌汚染の観点から長期保存は不可であり，とくに水剤は，シロップ剤のように浸透圧が高くないものは冷所保存とし，1週間を限度とする。セフメノキシム塩酸塩は溶解後，冷所保存で7日間安定である。

FAQ 14　注射液をネブライザーに使用してもよいですか？ また，いくつかの薬剤を混合してネブライザーに使用してもよいですか？

現在，ネブライザー用薬剤として認可されている抗菌薬はセフメノキシム塩酸塩（CMX）だけである。しかし，CMXが認可される以前は，ホスホマイシン系，アミノグリコシド系，ペニシリン系，リンコマイシン系，ニューキノロン系，ポリペプチド系の抗菌薬など，一般に注射薬が使用されていた[10]。

医療現場ではしばしば，様々な薬剤が混合して使用されることが多いが，複数の薬剤を同時に使用すると配合変化を起こすことがあるため注意を要する[11]。例えば，アレベール®の3成分とゲンタマイシンとの配合試験において，チロキサポールあるいはグリセリンとの配合ではゲンタマイシン力価の低下はないものの，炭酸水素ナトリウムとの配合後6時間で76％に低下したことから，アルカリ成分の炭酸水素ナトリウムが力価低下の原因であると考えられる。薬剤のpHに注意を払う必要があると同時に，できるだけ使用直前に混合することが望ましい。また，複数の吸入薬液を混合して使用する際には，配合変化を起こす組み合わせであるかを事前に検証する必要がある。

FAQ 15　ネブライザー液を診療所内の家庭用冷蔵庫で保管しても問題ありませんか？

ネブライザー療法で最も使用されるセフメノキシム塩酸塩の貯蔵法は，室温保存である。しかし，溶解後は冷所に保存することが必要になる。この際にネブライザー液を冷蔵庫に保管することは問題ない。ただし，セフメノキシム塩酸塩ネブライザー液の場合，冷所に保存しても7日以内に使用する必要がある。さらに，室温で使用する場合は，溶解後20時間以内に使用する必要がある。

また，薬液の保存の安全上，用時必要量のみを清潔無菌の注射器で取り出し，一度取り出した薬液はもとの容器に戻さないこと，細菌汚染の観点から長期保存は避けること，さらに，容器への細菌混入などを防ぐよう，医薬品添付文書に記載されている使用上の注意を遵守することは重要である。

FAQ 16　自宅にネブライザー装置を持っている患者に，ネブライザー用の薬剤を処方してもよいですか？

喘息患者においては，自宅用ネブライザー機器での吸入療法を推奨し，患者の自宅でネブライザー療法を行っている場合がある。しかし，鼻副鼻腔炎のネブライザー療法は，薬剤に抗菌薬を使用することから，喘息の場合と同一ではない。

抗菌薬を含むネブライザー薬液保存における安全性を考えると，細菌汚染の観点から長期保存は避けること，用時必要量のみを清潔無菌の注射器で取り出すこと，一度取り出した薬液はもとの容器に戻さないこと等，注意すべきことは多い。また，抗菌薬等の薬剤を用いたネブライザー療法は，投与に際しショック等の副作用が出現する可能性もある。したがって，基本的に抗菌薬を含む薬剤を処方して自宅でネブライザー療法を行うことは好ましくなく，鼻副鼻腔炎に対するネブライザー療法は診療所もしくは病院にて行われるべき治療法である。

FAQ 17　妊産婦に使用してもよいですか？

実際の臨床において頻用されているネブライザー用薬剤のセフメノキシム塩酸塩の安全性，使用上の注意の中で妊婦，産婦，授乳婦等への投与に関する記載では「妊婦又は妊娠している可能性のある婦人及び授乳中の婦人には治療上の有益性が危険性を上回ると判断される場合にのみ投与すること」となっている。

ネブライザー療法は，薬物送達の観点から，病変部位に薬剤が直接到達する局所療法であり，全身作用が少ないことから妊娠中でも使用されることがある。しかし，どのような薬剤でも催奇形性のリスクがあることから，母体のリスクと催奇形性のリスクを天秤にかけながらの処方判断となる。

胎児に対する薬剤の影響は，妊娠のどの時期に薬剤を服用するかにより異なる。妊娠4～7週までは，胎児の体の原器が作られる器官形成期であり，奇形を起こすかどうかという意味では最も過敏性が高い「絶対過敏期」である。

FAQ 18　母乳移行や胎児への影響はありますか？

セフメノキシム塩酸塩の安全性，使用上の注意の中で妊婦，産婦，授乳婦等への投与に関する記載では「妊娠中及び授乳中の投与に関する安全性は確立していない」とされている。多くの薬剤で同様の記載があるが，科学的な裏づけに乏しいことが指摘されている。ほとんどの薬剤は母乳中に移行するが，移行量は非常に少ないことが知られている。

ネブライザー療法は，病変部位に薬剤が直接到達する局所療法であり，全身作用が少ないことから授乳中でも使用されることがある。ただし，局所療法であっても，大量使用すると全身作用により，血液中の薬物濃度が上がる可能性がある。

なお，これまでの科学的な情報をもとに評価を行い，授乳期でも安全に使用できると考えられる薬として，ホスホマイシン，アンピシリン，ピペラシリン，クリンダマイシン，オフロキサシンなどが国立成育医療研究センターから示されている[12)]。

参考文献

第1章　序　論

1. 目的と対象

1) 日本鼻科学会編，急性鼻副鼻腔炎診療ガイドライン作成委員会．急性鼻副鼻腔炎診療ガイドライン 2010年度版．日本鼻科学会会誌．2010；49：143-247.

2. ネブライザー療法の歴史と概念

1) 兵　昇．ネブライザー療法の歴史．JOHNS．1993；9(10)：1521-6.
2) 八木沢幹夫．21世紀のエアロゾル療法のあり方―治療の歴史―．耳鼻咽喉科展望．1998；41(補1)：43-4.
3) 兵　昇．ネブライザーの適応と限界―とくにエアロゾル発生装置 病態の面より―．日本医用エアロゾル研究会報告．1988；44-54.
4) 大山勝．臨床応用．エアロゾル吸入療法(馬場駿吉，後藤幸夫，佐藤良暢編)．南江堂，1989：110-30.

第2章　総　論

1. ネブライザー療法の適応

1) 藤原啓次，酒井章博，保富宗城，山中　昇．鼻副鼻腔炎検出菌に対する局所療法の効果―ベストロン®，イソジン®を用いて―．耳鼻咽喉科臨床．2004；97：599-604.
2) 馬場駿吉，小林武弘，海野徳二，他．副鼻腔炎に対するCefmenoxime(CMX)鼻科用剤のネブライザー療法による薬効評価．耳鼻と臨床．1991；37(4)：851-80.
3) 竹野幸夫，夜陣紘治，小村　良．副鼻腔陰影に及ぼすエアロゾル療法の効果．耳鼻咽喉科展望．2002；45：21-5.
4) 鈴木賢二．慢性副鼻腔炎に対するrandomized controlled study―エアロゾル療法(セフメノキシム＋ステロイド剤)vs経口消炎酵素剤投与―．耳鼻咽喉科展望．2002；45(補1)：17-20.

2. ネブライザーの原理

1) 高野　頌，藪内悟史，吉田真也，他．鼻内術後モデルを用いた鼻・副鼻腔における薬剤粒子の沈着挙動解析．耳鼻咽喉科展望．2003；46(補1)：45-50.
2) 高野　頌，大木幹文，大越俊夫，他．デバイスの選択と使用方法.耳鼻咽喉科展望．2012；55(補1)：32-9.
3) Hyo N, Takano H, Hyo Y. Particle deposition efficiency of therapeutic aerosols in the human maxillary sinus. Rhinology. 1989；27：17-26.
4) 西城隆一郎，間島雄一，兵　昇，他．術後上顎洞篩骨洞へのエアロゾル沈着の検討―鼻・副鼻腔モデルを用いて．耳鼻咽喉科展望．2001；44(補1)：38-43.
5) Saijo R, Majima Y, Hyo N, Takano H. Particle deposition of therapeutic aerosols in the nose and paranasal sinuses after transnasal sinus surgery：a cast model study. Am J Rhinol. 2004；18(1)：1-7.

3. ネブライザー療法に用いるデバイス

1) 高野　頌，大木幹文，大越俊夫，他．デバイスの選択と使用方法．耳鼻咽喉科展望．2012；55(補1)：32-9.
2) 間島雄一．エアロゾル療法における基礎的研究の歩み．耳鼻咽喉科展望．1998；41(補1)：45-9.
3) 大木幹文，山口宗太，大久保はるか，他．鼻アレルギーにおけるエアロゾル療法の有用性の検討．耳鼻咽喉科展望．2011；54(補1)：43-48.
4) 今野昭義．エアロゾル療法と鼻・副鼻腔のエアロダイナミックス．耳鼻と臨床．1991；25：575-684.
5) 今野昭義，井谷　修．Vibrationによるエアロゾルの副鼻腔移行―基礎的検討―．日本耳鼻咽喉科学会会報．1981；84：13-7.

6）Oliver Mitteldorf. Targeted Treatment for the Sinus Cavities. 耳鼻咽喉科展望. 2011；54（補1）：33-7.

7）西端真一. 急性副鼻腔炎（急性増悪を含む）に対する工夫と治療効果. 日本耳鼻咽喉科感染症・エアロゾル学会会誌. 2013；1：46.

4. ネブライザー療法に使用する薬剤

1）山口宗太, 大木幹太, 大久保はるか, 他. 適応となる疾患と薬剤. 耳鼻咽喉科展望. 2012；55（補1）：21-6.

2）小宮　卓, 小山　悟, 石塚洋一. アンケート調査からみたネブライザー療法の現状. 耳鼻咽喉科展望. 1998；41（補1）：31-6.

3）米倉　新, 鈴木賢二, 森　淳, 他. 実地臨床に鼻ネブライザー用薬剤の使用状況. 耳鼻咽喉科展望. 2001；44（補1）：24-7.

4）鳴戸理佐, 藤澤利行, 中島真幸, 他. ダブルコンプレッサー式ジェットネブライザーの副鼻腔への塩酸セフメノキシム（CMX）移行について：―振動・加圧ネブライザーの有効性―. 耳鼻咽喉科展望. 2008；51（補）：11-4.

5）藤澤利行. 臨床効果のエビデンスとその検証. 耳鼻咽喉科展望. 2012；55（補1）：27-31.

6）酒井国男, 楠岡一雄. 保険医療面～見たネブライザー療法の現状. ネブライザー療法　上気道領域における臨床諸問題（石川　哮編）. 文光堂, 1993：129-31.

第3章　各　論

1. 前処置

1）大山勝. 臨床応用. エアロゾル吸入療法（馬場駿吉, 後藤幸夫, 佐藤良暢編）. 南江堂, 1989：110-30.

2）間島雄一, 坂倉康夫. ネブライザー療法　上気道領域における臨床諸問題. 文光堂, 1993：19-32.

3）鈴木元彦, 高木　繁, 大野伸晃. 副鼻腔自然口開放処置の有用性について―細菌学的検討とネブライザーの到達度を中心に―. 日本鼻科学会会誌. 2002；41：116-7.

4）山田武千代, 斎藤　等, 藤枝重治, 他. 耳鼻咽喉科処置―鼻副鼻腔炎における中鼻道処置の有効性. 耳鼻咽喉科臨床. 2002；95：153-7.

2. 使用法

1）馬場駿吉, 小林武弘, 海野徳二, 他. 副鼻腔炎に対するCefmenoxime（CMX）鼻科用剤のネブライザー療法による薬効評価. 耳鼻と臨床. 1991；37：851-80.

2）馬場駿吉, 宮本直哉, 小林武弘, 他. 副鼻腔炎に対するCMX鼻科用剤のネブライザー噴霧吸入療法による薬効評価. 耳鼻と臨床. 1995；41：192-217.

3）鈴木賢二. 慢性副鼻腔炎に対するrandomized controlled study―エアロゾル療法（セフメノキシム＋ステロイド剤）vs経口消炎酵素剤投与―. 耳鼻咽喉科展望. 2002；45（補1）：17-20.

4）藤原啓次, 酒井章博, 保富宗城, 山中昇. 鼻副鼻腔炎検出菌に対する局所療法の効果―ベストロン®, イソジン®を用いて―. 耳鼻咽喉科臨床. 2004；97（7）：599-604.

5）荘司邦夫, 間島雄一. 耳鼻咽喉科処置―鼻ネブライザー療法の有用性とその評価―. 耳鼻咽喉科臨床. 2002；95：31-7.

3. 安全・管理

1）勝井則明, 真鍋美智子, 喜多英二. ネブライザーの微生物汚染防止と適正使用. 医科器械学. 2000；70：311-6.

2）勝井則明. エビデンスに基づいたネブライザーおよび加湿器の院内感染対策. 奈良医学雑誌. 2004；55：133-50.

3）尾家重治, 神谷　晃. 吸入療法に用いていた吸入液の細菌汚染. 防菌防黴. 1993；21：233-6.

4）大越俊夫, 大木幹文, 持木茂樹. ネブライザー溶液の汚染と実態. 耳鼻咽喉科展望. 2006；49（補1）：51-6.

5）持木茂樹, 大木幹文, 大越俊夫, 他. 超音波ネブライザーにおける逆流防止弁の有効性について. 日本鼻科学会会誌. 2007；46：11-7.

6）Ganer JS,Favero MS. Guideline for handwashing and hospital environmental Control, 1985. Am J Infect Control. 1986；14：110-29,

7）小林寛伊. 消毒・滅菌の基本.消毒と滅菌のガイドライン. へるす出版, 2011：8-43.

8）尾家重治, 神谷　晃. 消毒剤の選び方.日本醫事新報. 1992；3550：47-53.

第4章　FAQ（よくある質問）

1）日本鼻科学会編．急性鼻副鼻腔炎診療ガイドライン作成委員会．急性鼻副鼻腔炎診療ガイドライン2010年度版．日本鼻科学会会誌．2010；49：143-247.

2）竹野幸夫，平田思，平川勝洋，他．鼻副鼻腔疾患における鼻処置前後の鼻腔容量変化について―Acousttic Rhinometryによる検討―．日本鼻科学会会誌．1999；38：223-9.

3）Hyo N, Takano H, Hyo Y. Particle deposition efficiency of therapeutic aerosols in the human maxillary sinus. Rhinology. 1989；27：17-26.

4）兵　昇，兵　行和，和久田幸之助，他．各種鼻アダプターの性能比較試験．医用エアロゾル研究会報告．1992；36-41.

5）大山勝．臨床応用Ⅰ．上気道疾患．エアロゾル吸入療法（馬場駿吉，後藤幸夫，佐藤良暢編）．南江堂，1989：110-20.

6）間宮淑子，内藤健晴．慢性副鼻腔炎に対するエアロゾル療法の有効性と副鼻腔へのエアロゾル粒子の移行．耳鼻咽喉科展望．2001；44（補1）：44-50.

7）荘司邦夫，間島雄一．耳鼻咽喉科処置―鼻ネブライザー療法の有用性とその評価―．耳鼻咽喉科臨床．2002；95：31-7.

8）大越俊夫，臼井 信郎．ネブライザー濃度の経時的変化．耳鼻咽喉科展望．1998；41（補1）：17-21.

9）坪川俊二．薬剤の鼻・副鼻腔粘膜への影響．日本鼻科学会会誌．1989；27：331-3.

10）馬場駿吉．吸入薬の種類と使い方　Ⅰ抗菌薬．エアロゾル吸入療法（馬場駿吉，後藤幸夫，佐藤良暢編）．南江堂，1989：71-76.

11）吉山友二．エアロゾル療法に用いる薬剤の特性と適切な取り扱い．耳鼻咽喉科展望．2012；55（補1）：40-3.

12）伊藤真也，村島温子．抗菌薬．薬剤治療のコンサルテーション 妊娠と授乳　改訂第2版（伊藤真也，村島温子編）．南山堂，2014：122-4.

索　引

急性鼻副鼻腔炎に対するネブライザー療法の手引き 2016年版

定価（本体2,000円＋税）

2016年5月20日　第1版 第1刷発行

編　集　日本耳鼻咽喉科感染症・エアロゾル学会

発行者　福村　直樹
発行所　金原出版株式会社
〒113-8687　東京都文京区湯島2-31-14
電話　編集(03)3811-7162
　　　営業(03)3811-7184
FAX　　　(03)3813-0288
振替口座　00120-4-151494
http://www. kanehara-shuppan.co.jp/

ISBN 978-4-307-37114-8　　印刷・製本／真興社

鼻副鼻腔炎でネブライザ

①両方の鼻の入り口にあててくだ

（深く入れると鼻血が出るおそ

ぐらい）

②ネブライザー中は鼻で息を吸い

③可能であればネブライザー中に

④薬（霧状）が横からもれないよ

⑤指定された時間の間，薬を噴霧

⑥終わったらていねいに置いてく

※気分がわるくなった場合はス

お伝えください。

（「急性鼻副鼻腔炎に

気をなおす

戦隊

イジャー

切り取ってポスターとして利用できます。
金原出版ホームページからのダウンロードも
可能です。　　パスワード：nebulizer2016
http://www.kanehara-shuppan.co.jp/books/detail.html?isbn=9784307371148

な！病気とたたかっているあいだ，まちがいさがしで
ころが7つあるよ。ぜんぶみつけられるかな！?

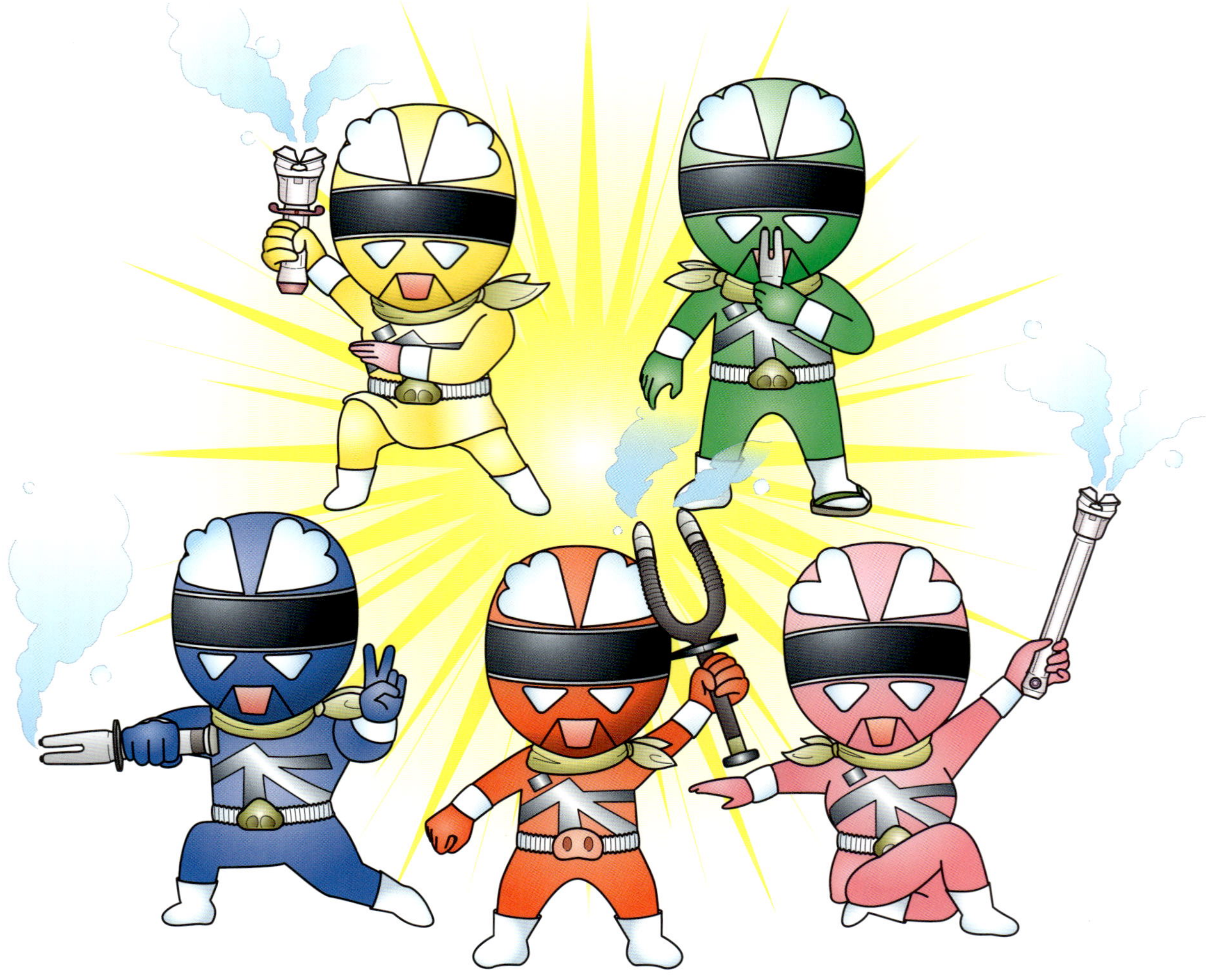

ようがちがう　5. イエローがピンクのてぶくろをしている　6. グリーンがぞうりをはいている　7. グリーンのマフラーのむきがちがう

（「急性鼻副鼻腔炎に対するネブライザー療法の手引き」　編集：日本耳鼻咽喉科感染症・エアロゾル学会　発行：金原出版株式会社）

薬の霧で病

噴霧

ネブライ

ネブライジャーはネブライザーの戦士なんだ。みんな
あそぼう！ひだりの絵とみぎの絵で，ちがうと

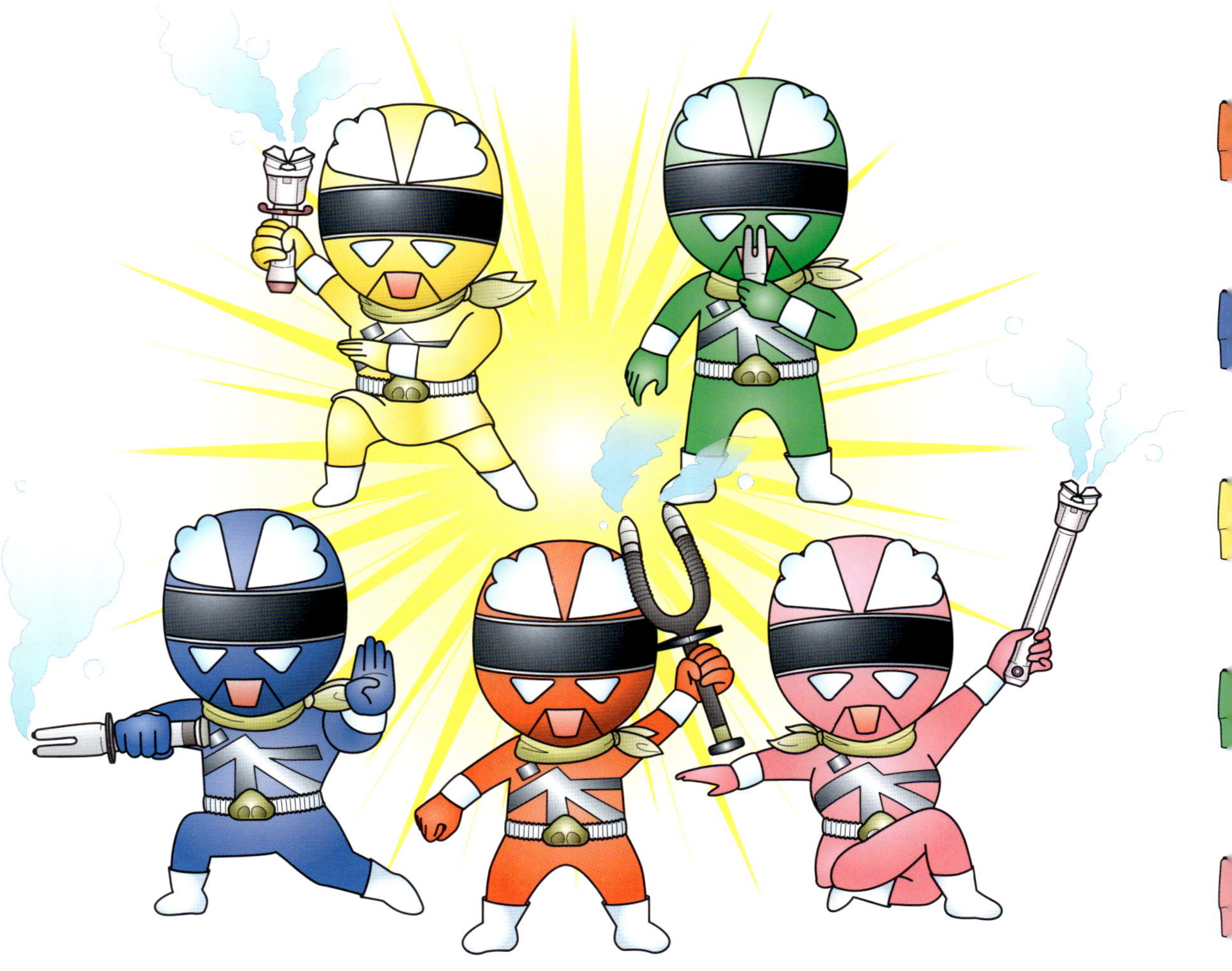

1. ピンクのおでこがハートになっている　2. レッドのベルトがブタになっている　3. ブルーがピースしている　4. ブルーのふくのも

切り取ってポスターとして利用できます。金原出版ホームページからのダウンロードも可能です。　**パスワード：nebulizer2016**
http://www.kanehara-shuppan.co.jp/books/detail.html?isbn=9784307371148

ー治療(ちりょう)をされる方(かた)へ

ださい。

れがあるため少(すこ)し入(い)れる

い，口(くち)から出(だ)してください。

こつばを飲(の)み込(こ)むと効果的(こうかてき)です。

うに注意(ちゅうい)してください。

瘍します。

ださい。

スタッフに

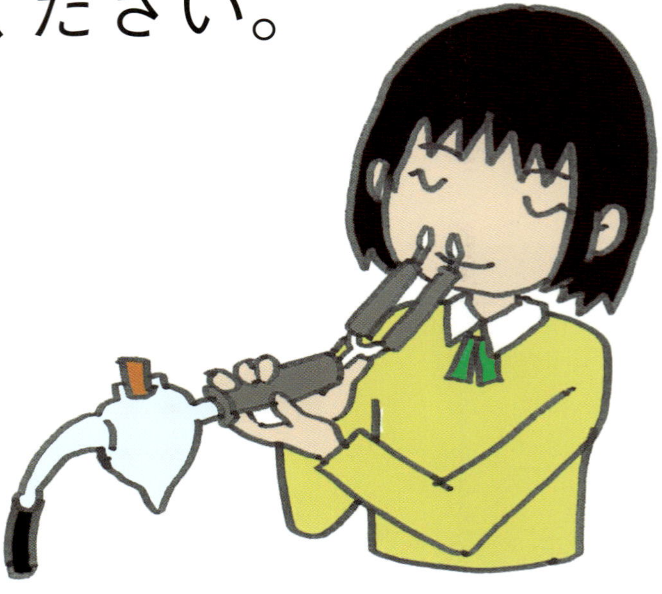

するネブライザー療法の手引き」　編集：日本耳鼻咽喉科感染症・エアロゾル学会　発行：金原出版株式会社）